Mustapha SELLAMI
Samira ABDI

Polipose nasossinusal e qualidade de vida

Mustapha SELLAMI
Samira ABDI

Polipose nasossinusal e qualidade de vida

ScienciaScripts

Imprint

Any brand names and product names mentioned in this book are subject to trademark, brand or patent protection and are trademarks or registered trademarks of their respective holders. The use of brand names, product names, common names, trade names, product descriptions etc. even without a particular marking in this work is in no way to be construed to mean that such names may be regarded as unrestricted in respect of trademark and brand protection legislation and could thus be used by anyone.

Cover image: www.ingimage.com

This book is a translation from the original published under ISBN 978-620-6-71645-7.

Publisher:
Sciencia Scripts
is a trademark of
Dodo Books Indian Ocean Ltd. and OmniScriptum S.R.L publishing group

120 High Road, East Finchley, London, N2 9ED, United Kingdom
Str. Armeneasca 28/1, office 1, Chisinau MD-2012, Republic of Moldova, Europe
Printed at: see last page
ISBN: 978-620-7-94389-0

Introdução

A rinossinusite crónica (RSC) é uma das doenças mais comuns no mundo, afectando cerca de 14% das pessoas nos EUA. [1]. É definida como uma inflamação crónica das cavidades nasossinusais que dura mais de 12 semanas [2]. Pode apresentar-se com ou sem pólipos.

A polipose nasossinusal (PNS) é uma rinossinusite crónica caracterizada por uma degeneração edematosa multifocal e bilateral da mucosa das massas laterais do etmoide, que se manifesta clinicamente pelo desenvolvimento de pólipos na cavidade nasal. [3,4]]

Estes pólipos resultam da inflamação crónica da mucosa nasossinusal, sendo a infiltração eosinofílica uma caraterística da doença. [3]

A PNS pode ser primária ou secundária, isolada ou associada a outras patologias, como a asma, a intolerância à aspirina e aos AINE, ou a doença de Fernand Widal, que se sabe ser resistente a todas as terapêuticas.

A prevalência da PNS está estimada em 4% na população em geral e é considerada uma doença de adultos jovens. [5]

A sua fisiopatologia permanece mal compreendida, e vários estudos e teorias tentaram e continuam a tentar explicá-la. Esta fisiopatologia obscura faz com que o objetivo do tratamento não seja a cura desta patologia, mas sim a melhoria da sintomatologia funcional dos doentes.

O tratamento reconhecido para a PNS é essencialmente médico, baseado em corticosteróides tópicos, intercalados com cursos curtos de corticosteróides sistémicos.

O tratamento cirúrgico continua a ser o último recurso, após falha do tratamento médico ou contra-indicações para a sua utilização. Ao longo dos anos, têm sido utilizadas várias técnicas cirúrgicas para tratar uma doença que se sabe ser resistente ao tratamento e que recorre apesar de um tratamento médico e cirúrgico optimizado. [[2,66-8]

Referências :

[1] M. S. Benninger *et al*, "Adult chronic rhinosinusitis: definitions, diagnosis, epidemiology, and pathophysiology", *Otolaryngol--Head Neck Surg. Off. J. Am. Acad. Otolaryngol.-Head Neck Surg*, vol. °129, n 3 Suppl, p. S1-32, Sept. 2003, doi: 10.1016/s0194-5998(03)01397-4.

[2] " Documento de Posição Europeia sobre Rinossinusite e Pólipos Nasais 2012. - PubMed - NCBI." https://www.ncbi.nlm.nih.gov/pubmed/22764607 (acedido em 16 de maio de 2019).

[3] P. Bonfils e Q. Lisan, "Apport de la chirurgie dans le traitement de la polypose nasosinusienne", *Bull. Académie Natl. Médecine*, vol. °203, n 1-2, pp. 44-51, março de 2019, doi: 10.1016/j.banm.2019.03.004.

[4] P. L. Larsen e M. Tos, "Origin of nasal polyps", *The Laryngoscope*, vol. 101, n 3, p. 305-312, março de 1991. °101, n 3, p. 305-312, março de 1991, doi: 10.1288/00005537-199103000-00015.

[5] " Prevalência de asma, intolerância à aspirina, polipose nasal e doença pulmonar obstrutiva crónica num estudo de base populacional. - PubMed - NCBI. https://www.ncbi.nlm.nih.gov/pubmed/10480701 (acedido a 09 de novembro de 2019).

[6] D. W. Kennedy, S. J. Zinreich, A. E. Rosenbaum, e M. E. Johns, "Functional endoscopic sinus surgery. Teoria e avaliação diagnóstica", *Arch. Otolaryngol. Chic. Ill 1960*, vol. °111, n 9, pp. 576-582, Sept. 1985, doi: 10.1001/archotol.1985.00800110054002.

[7] R. E. Gliklich e R. Metson, "Effect of sinus surgery on quality of life", *Otolaryngol--Head Neck Surg. Off. J. Am. Acad. Otolaryngol.-Head Neck Surg*, vol. °117, n 1, p. 12-17, julho de 1997, doi: 10.1016/s0194-5998(97)70199-2.

[8] J. R. Buckland, S. Thomas, e P. G. Harries, "Can the Sino-nasal Outcome Test (SNOT-22) be used as a reliable outcome measure for successful septal surgery?", *Clin. Otolaryngol. Allied Sci.* °28, n 1, p. 43-47, Feb. 2003, doi: 10.1046/j.1365-2273.2003.00663.x.

Chapitre 1 : História [9[9-11]

1.1   A evolução da rinologia ao longo do tempo:

As primeiras publicações sobre pólipos nasais foram encontradas na literatura egípcia por volta de 2000 a.C.

Por volta de 1500 a.C., os antigos egípcios já eram conhecidos pela sua familiaridade e destreza com a cavidade nasal, uma vez que removiam regularmente o conteúdo do crânio através do nariz para evitar a desfiguração facial durante o processo de mumificação dos cadáveres.

Os procedimentos de rinoplastia que remontam a 700 a.C. são descritos em antigas publicações médicas hindus e egípcias. Um dos grandes cirurgiões hindus, Susruta, que exerceu a sua atividade durante o século V, foi o fundador da rinoplastia moderna e dos retalhos de reconstrução nasal.

Por volta do século V a.C., embora Susruta tenha realizado uma cirurgia nasal avançada, Hipócrates (460-370 a.C.) é mais conhecido como o pai da rinologia e da medicina, devido à sua influência numa época em que a civilização grega tinha atingido o seu auge. Para além de estabelecer o "Juramento de Hipócrates", Hipócrates também observou e documentou condições relacionadas com a otorrinolaringologia, tais como coriza, faringite, entubação, uvulotomia, amigdalectomia, fracturas nasais, epistaxe, sinusite e pólipos nasais.

Hipócrates designava os crescimentos nasais por "pólipos" devido à sua semelhança com os pólipos marinhos. Esta designação mantém-se até aos dias de hoje. Hipócrates e outros médicos de renome, incluindo Claudius Galen, Paulus Aegineta e Fabricius Hildanus, eram conhecidos no seu tempo por terem tratado pacientes que sofriam de pólipos nasais.

1.2   Desenvolvimento da etiopatogénese :

As ideias sobre a fisiopatologia dos pólipos nasais também evoluíram.

Inicialmente, pensava-se que os pólipos eram causados por secreções corporais espessas ou viscosas.

Nos primeiros séculos d.C., Celsus e outros notaram que os pólipos nasais eram influenciados pelo tempo húmido e pelas estações quentes.

A teoria de que estes tumores nasais eram uma manifestação de uma doença sistémica prevaleceu até ao início do século XVII, quando se assumiu que o trauma local contribuía para a sua formação.

Boerhaave, em 1744, foi um dos primeiros a supor que estas excrescências resultavam do alongamento dos revestimentos das membranas que cobrem os seios nasais.

Mais ou menos na mesma altura, Manne e Heister sugeriram que os pólipos surgiam em resultado da obstrução dos ductos das glândulas mucosas.

O século XIX foi também marcado pela controvérsia sobre a etiologia dos pólipos nasais. Virchow e os seus alunos pensavam que estas massas eram tumores primários constituídos por mixomas e fibromas. Eggston e Wolff consideravam que se tratava de um edema passivo da mucosa, enquanto outros acreditavam que eram de etiologia infecciosa, com sinusite ou osteíte.

Em 1843, Frerichs e Billroth assumiram que os pólipos são, na verdade, um alargamento da mucosa nasal normal, uma vez que o epitélio que cobre o pólipo é semelhante à mucosa do seio original.

Uma investigação sistemática das associações etiológicas começou no início do século XX. Em 1933, Kern e Shenck propuseram uma relação entre a alergia e os pólipos nasais, mas esta foi posteriormente invalidada.

Eggston, na sua conceção da etiologia dos pólipos, pensava que os pólipos surgiam como resultado de alterações vasculares na mucosa nasal, induzidas por episódios de sinusite. Isso causaria peri-hlebites e obstruções nos canais do tecido intersticial, impedindo o retorno do líquido extracelular, levando a congestão passiva e edema.

Na década de 1940, os avanços na imunohistoquímica e na imunobiologia levaram à primeira descrição da predominância de eosinófilos e linfócitos nos pólipos.

Anderson e Bing demonstraram que o estroma dos pólipos é um exsudado proteico, enquanto Weisskopf e Burn consideraram que continha mucopolissacáridos.

Berdal pensou que o edema significativo nos pólipos se devia a uma inflamação alérgica. No entanto, Tandon e a sua equipa não observaram qualquer diferença no aspeto histológico dos pólipos alérgicos e infecciosos.

Atualmente, estão a ser investigadas várias outras teorias sobre a etiologia dos pólipos nasais: infecções bacterianas, inflamação da mucosa por super-antigénios bacterianos, inflamação fúngica, factores genéticos (fibrose quística, discinesia ciliar primária) e hipersensibilidade à aspirina.

1.3 Desenvolvimento do diagnóstico :

Contrariamente à crença popular, a descrição clínica dos pólipos nasais não se limitava a formações que se projetavam através das narinas ou formações que causavam deformidades nasais, mas mais do que isso.

Na literatura egípcia, Samuel observou que um pólipo se manifesta por um mau cheiro do nariz.

Hipócrates descreveu os pólipos como bolsas de muco que causavam obstrução nasal e perturbavam o sentido do olfato.

Celsus fixou pólipos nos mamilos do peito de uma mulher e escreveu nos seus relatos de casos que grandes pólipos ficavam pendurados na faringe e, em dias frios e húmidos, estrangulavam um homem; descrevia assim grandes pólipos que obstruíam as coanas e a orofaringe.

O desenvolvimento do espéculo nasal melhorou consideravelmente o exame das fossas nasais. Hipócrates utilizava um espéculo tubular para cauterizar os doentes com epistaxis.

Um protótipo semelhante de espéculo tubular foi também utilizado pelo hindu Ayurvedic (500) e por Haly Abbas (940-980), uma figura eminente da medicina islâmica. Estes espéculos primitivos eram modificações de instrumentos utilizados em ginecologia e em exames rectais. Fabricius Hildanus (1560-1634) fabricou um espéculo auditivo que se assemelhava muito ao espéculo nasal dos tempos modernos. Peret e Kramer melhoraram a forma destes instrumentos no século XVIII.

Sir Morell Mackenzie escreveu que Levert, um obstetra francês, utilizava um espéculo de metal polido que reflectia a luz do sol para ver pólipos e tumores nos ouvidos, garganta e narinas.

Até ao século XVI, a luz de velas era utilizada principalmente para examinar a cavidade nasal. (**Figura 1**)

Na década de 1570, Aranzii utilizava um frasco de vidro cheio de água e velas para intensificar a luz dirigida ao nariz do paciente.

Em 1829, um jovem médico chamado Benjamin Guy Babington apresentou uma série de espelhos portáteis e angulares à Hunterian Medical Society e demonstrou a capacidade de refletir a luz solar na parte de trás da faringe. Também utilizou um retractor de língua para obter uma visão desobstruída. Embora Babington tenha morrido antes de poder publicar o sucesso dos seus instrumentos na visualização das estruturas da laringe, outros autores mencionaram os seus instrumentos e técnicas.

Alfred Kirstein (1863-1922) é considerado o responsável pela introdução da luz artificial no campo. O instrumento era constituído por uma espátula plana iluminada por um candeeiro de mão.

Posteriormente, Kirstein desenvolveu a primeira lanterna portátil, que tem uma semelhança notável com as utilizadas atualmente (**Figura 1**). Talvez o maior avanço tenha sido o advento das fibras ópticas flexíveis e dos endoscópios rígidos no final dos anos 1900, que revolucionaram o exame do trato aerodigestivo superior em otorrinolaringologia.

O desenvolvimento das técnicas de raios X no século XIX também influenciou o algoritmo de diagnóstico dos pólipos.

A tomografia, que foi desenvolvida por Hounsfield em 1970, ultrapassou a radiografia convencional e forneceu imagens superiores das cavidades nasossinusais.

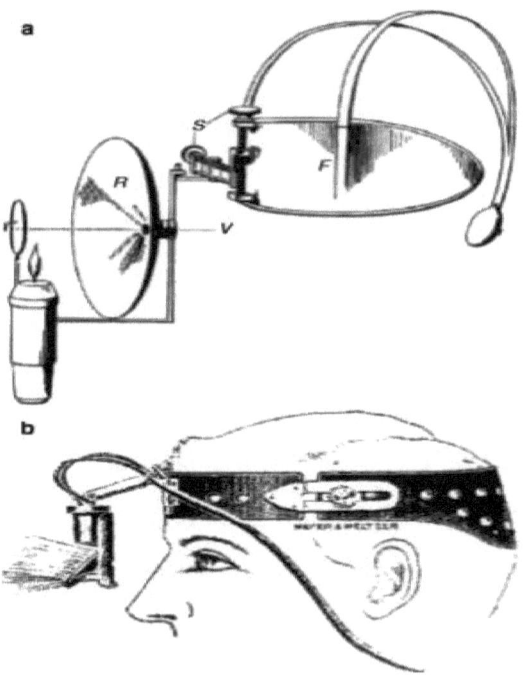

Figura 1 *Faróis. (a). Adaptado de Bailey e Weir, (b). Adaptado de Kirstein.* [10] [12]

1.4 Desenvolvimento do tratamento :

A natureza recorrente dos pólipos nasais é conhecida desde o tempo de Hipócrates. Hipócrates escreveu sobre doentes que necessitavam de múltiplos tratamentos e reconheceu que, mesmo após a remoção dirigida, era necessária uma terapia adicional para evitar a recorrência destes pólipos. Assim, ao longo da história e até aos dias de hoje, os pólipos têm sido tratados tanto a nível médico como cirúrgico.

Hipócrates utilizava compressas nasais e compressas revestidas com mel e sais de cobre para reduzir a recorrência dos pólipos.

Um médico romano, Claudius Galen, tratava os pólipos aplicando gordura, à base de gordura de ganso ou de vitela, e medicamentos irritantes como a terebintina.

Os anti-histamínicos têm sido utilizados como tratamento primário e pós-cirúrgico dos pólipos.

A base atual do tratamento médico são os corticosteróides. A descoberta dos corticosteróides marcou uma nova era no tratamento dos pólipos.

Van Camp foi um dos primeiros a descrever a utilização de técnicas pré-operatórias de corticosteróides orais para encolher o tecido polipoide e facilitar a sua remoção.

Os esteróides intranasais são amplamente utilizados no tratamento da polipose nasossinusal e demonstraram reduzir o tamanho dos pólipos, retardar a recorrência e reduzir a necessidade de repetir a cirurgia.

A história do tratamento cirúrgico dos pólipos é a mais intrigante. Nos seus tratados, Hipócrates descreve vários métodos que utilizava para remover pólipos (**Figura 2**).

Um dos métodos empregues consistia em utilizar uma esponja para puxar os pólipos para trás à medida que passava pela cavidade nasal, um método que foi utilizado até à década de 1880. Também utilizava um ferro quente passado através das narinas para cauterizar os pólipos.

O célebre médico romano Aulus Cornelius Celsus, também conhecido como Hipócrates romano, tratava frequentemente os pólipos com agentes cáusticos, mas também utilizava um instrumento pontiagudo semelhante a uma espátula para separar o pólipo do osso e puxá-lo para fora do nariz com um instrumento em forma de gancho. O método da corrente com nós foi utilizado nos séculos VI e VII por Paulus Aegineta.

Antes do Renascimento (1000-1200), Rolando, um famoso médico italiano, também utilizava os métodos da corrente com nós e da espátula para remover pólipos.

Os métodos cirúrgicos sofreram poucas alterações até 1600 e 1700, altura em que foram desenvolvidas pinças de nó e fórceps (**Figura 3**).

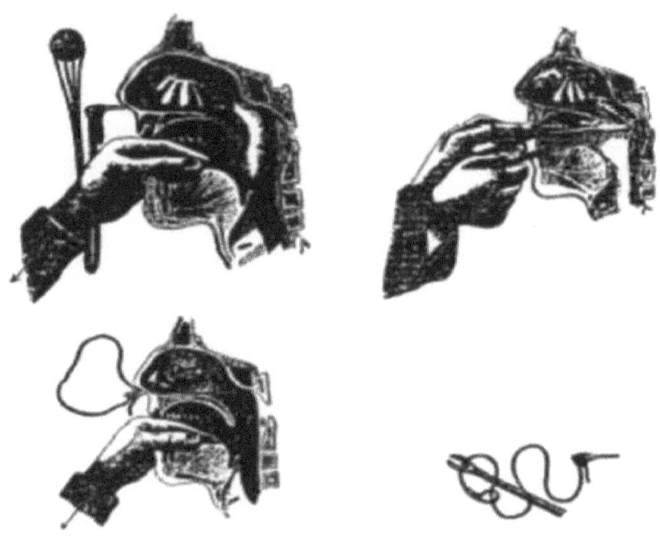

Figura 2*Método utilizado por Hipócrates para a ressecção de pólipos, segundo Stevenson e Guthrie.* [13] [10]

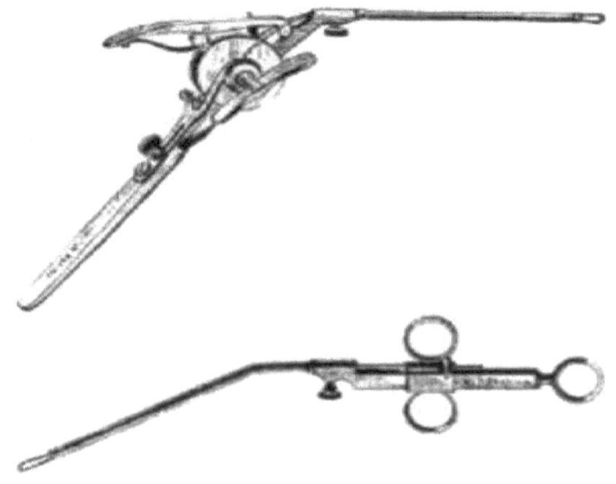

Figura 3*Grampos de nós.* [10]

Benjamin Bell, o eminente cirurgião escocês do século XVIII, publicou uma série de apertadores de nós e fórceps para a remoção de pólipos no seu Sistema de Cirurgia (1791).

Ao longo dos séculos XVIII e XIX, o progresso no tratamento da polipose nasossinusal primária e recorrente continuou inabalável. Até a popularização do uso da endoscopia, vários procedimentos endonasais foram utilizados, como a antrostomia radical de Caldwell-Luc, a etmoidectomia endonasal e a fronto-etmoidectomia externa.

Mesmo com intervenções e tratamentos médicos tão extensos, a recorrência dos pólipos continuou a ser um problema. Este facto levou a mudanças significativas na cirurgia nasossinusal, com o desenvolvimento da cirurgia nasossinusal endoscópica.

Em 1901, Hirschman foi o primeiro a aplicar a endoscopia à doença nasossinusal.

Em 1950, Storz introduziu o primeiro endoscópio de fibra ótica semelhante aos utilizados atualmente.

Apesar dos avanços tecnológicos, só na década de 1960 é que o endoscópio ganhou popularidade no diagnóstico e tratamento cirúrgico das doenças nasossinusais.

Este novo interesse deveu-se, em parte, à crescente popularidade dos procedimentos minimamente invasivos em todas as especialidades cirúrgicas e, em parte, ao trabalho de Walter Messerklinger em Graz, Áustria.

O seu trabalho consistiu no estudo anatómico e fisiológico do nariz e dos seios paranasais com o seu revestimento mucoso.

Mais importante ainda, observou os padrões de eliminação do muco de diferentes áreas do nariz e dos seios nasais, através de vários óstios e para o infundíbulo, e que a perturbação do transporte mucociliar ou a obstrução do fluxo normal conduz ao desenvolvimento de doenças.

Graças às descobertas de Messerklinger, a cirurgia endoscópica funcional dos seios nasais (FESS) foi introduzida na Alemanha no final da década de 1960. E em 1985, nos EUA, por David Kennedy.

O laser de CO2, que já foi utilizado mas não tem qualquer utilidade, os lasers de YAG, de hólmio e de díodo, e o KTP podem por vezes estabilizar a evolução sem recurso à cirurgia, nomeadamente no caso de recidivas.

Em última análise, os pólipos nasais existem há muito tempo. Embora muitas teorias sobre a sua causa tenham evoluído ao longo dos anos, ainda há muita controvérsia e incerteza sobre a sua etiologia. As estratégias de diagnóstico e tratamento sofreram uma evolução notável. No entanto, a procura de uma cura para os pólipos nasais continua a ser um objetivo importante, e estão a ser desenvolvidas novas terapêuticas para tentar evitar a necessidade de cirurgia no tratamento dos pólipos nasais.

Referências :

[9] Peynegre, Freche, Fontanel, *polipose nasossinusal*. Société Française d'Oto-rhino-laryngologie et de Chirurgie de la Face et du Cou, 2000.

[10] T. M. Önerci e B. J. Ferguson, eds, *Nasal Polyposis: Pathogenesis, Medical and Surgical Treatment*. Berlim Heidelberg: Springer-Verlag, 2010.

[11] Mahassine EL HARRAS, "polipose nasossinusal: o papel da cirurgia endonasal", Universidade CADI AYYAD, Marraquexe, 2011.

[12] Bailey B, "What's all the fuss about? ° The laryngoscope pages cause an international incident", *Laryngoscope*, vol. 8, n 106, pp. 939-943, 1996.

[13] Stevenson RS. e Guthrie D., "A history of otolaryngology", *Living Stone, Edinburgh*, pp. 70-71, 1949.

Chapitre 2 :   Antecedentes embriológicos : [11, 14-17]

A partir da quarta semana de desenvolvimento embrionário, o desenvolvimento das cavidades nasais ocorre em conjunto com o crescimento do palato, do crânio facial e do crânio cerebral, e mais especificamente da apófise fronto-nasal. [18-20]]

Durante o crescimento da cavidade nasal, três elevações ectodérmicas podem ser reconhecidas na sua parede lateral, dando origem aos cornetos e a certas cavidades sinusais. [21[21-24]]

A organogénese das estruturas dos rinossinus passa por três fases: mesenquimal, cartilaginosa e óssea. [25]

2.1   Estágio mesenquimal :

No final do primeiro mês, a parte anterolateral do estomodeu engrossa para formar dois placódios olfactivos. Os dois últimos invaginam-se no mesoderma subjacente para dar origem aos canais olfactivos delimitados pelos botões nasais interno e externo.

Os botões nasais e maxilares unem-se para formar o palato primário, enquanto o palato secundário resulta da união dos botões maxilares e do processo palatino. Durante a 6ª semana de vida embrionária, esta divisão dá origem a uma cavidade oral primitiva e a duas cavidades nasais. **(Figura 4)**

2.2   Fase de cartilagem :

Por volta da 9ª semana, as células das cristas neurais formam gradualmente núcleos de condensação dentro das pregas nasais internas e externas. São formadas formações elevadas e cavidades recuadas (**Figura 5**).

Lateralmente, a cápsula nasal dá origem a protuberâncias, que são os futuros cornetos inferior, médio e superior, processos unciformes e bolhas. **(Figura 6)**

Ao contrário das protrusões, as invaginações estão na origem do futuro complexo fronto-etmoidal anterior, do seio maxilar e do seio etmoidal posterior.

A membrana mucosa da calha olfactiva penetra no neurocrânio, revelando o contorno do seio esfenoidal.

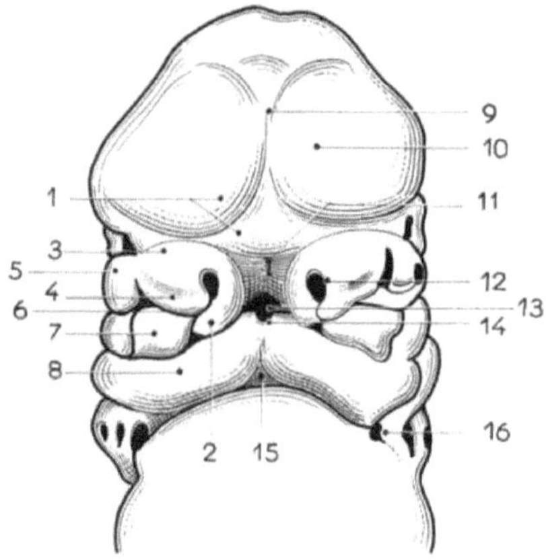

Figura 4Embrião humano visto de frente. [26]

1 e 3 Broto frontal interno e externo - 2 e 4 Broto nasal interno e externo - 5 Olho - 6 Ducto lacrimal - 7 e 8 Broto maxilar superior e inferior - 9 Sulco inter-hemisférico - 10 Hemisfério cerebral - 11 Teto da cavidade nasal - 12 Orifício da narina - 13 Calha palatina - 14 Boca primitiva - 15 Sulco intermaxilar - 16 2º arco branquial (de Terracol).

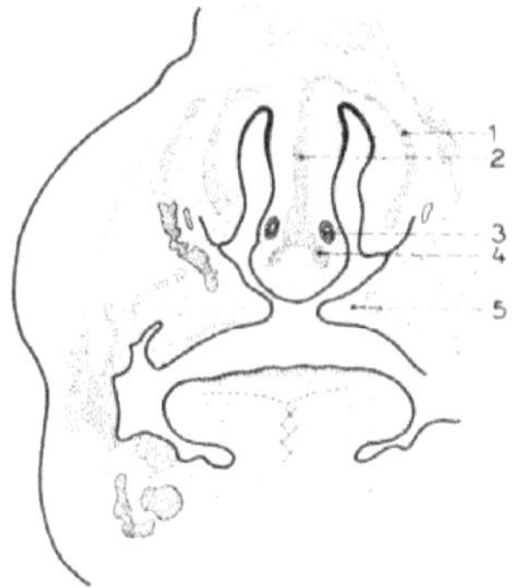

*Figura 5*Secção frontal da região cefálica de um embrião com 9 semanas de idade. [27]

1 Cápsula nasal cartilaginosa - 2 Septo nasal - 3 Órgão de Jacobson - 4 Cartilagem vomeronasal - 5 Botão palatino (Terracol)

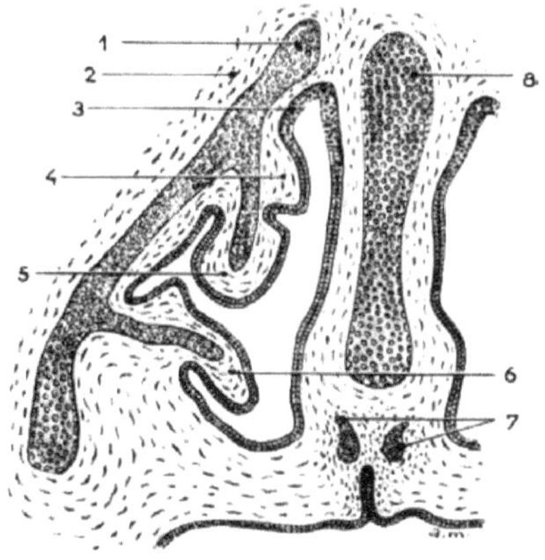

*Figura 6*Formação dos cornetos. [27]

1 Cápsula nasal - 2 Mesênquima - 3 Epitélio olfativo - 4, 5 e 6 Cornetos superiores, médios e inferiores - 7 Cartilagem para-septal - 8 Septo nasal.

2.3 Estádio ósseo :

A partir do 4º mês, as estruturas cartilaginosas ossificam-se. As células dividem-se em dois grupos, o grupo anterior à frente da raiz divisória e o grupo posterior atrás.

O fenómeno de invaginação e pneumatização conduz à formação de uma verdadeira colmeia etmoidal (24-32 semanas).

No meio da gestação, as estruturas dos cornetos são individualizadas e o esfenoide é representado por um bloco cartilaginoso sem qualquer pneumatização. (**Figura 7**).

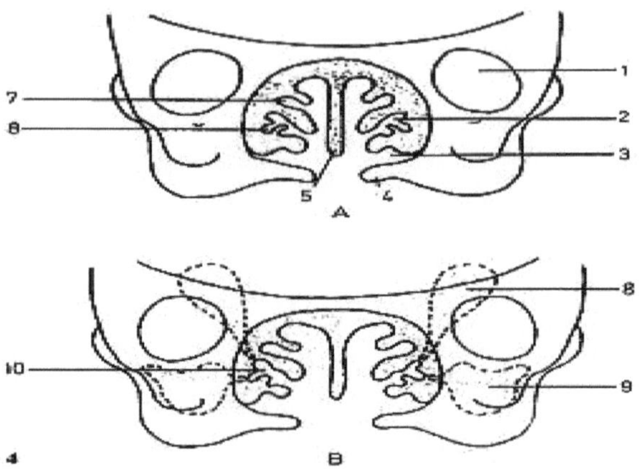

Figura 7Secções frontais das cavidades nasais embrionárias. [28]

A Fase paleo-sinusal - B Fase neo-sinusal.

1 Órbita - 2 Recesso etmoide-frontal - 3 Meato nasal inferior - 4 Processo palatino - 5 Septo nasal - 6 Recesso etmoide-maxilar - 7 Meato nasal superior - 8 Seio frontal - 9 Seio maxilar - 10 Meato nasal médio.

2.4   Crescimento pós-natal:

A embriologia clássica considera a formação do etmoide durante o período embrionário. Após o nascimento, pensa-se que as células etmoidais já ventiladas são responsáveis pela formação dos seios paranasais através da colonização dos ossos maxilar, esfenoidal e frontal.

O seio frontal desenvolve-se a partir do etmoide anterior desde o primeiro ano de vida até à adolescência.

O seio maxilar é uma cavidade pouco profunda que continua a desenvolver-se até formar uma cavidade em forma de pirâmide por volta dos 6-8 anos de idade.

O seio esfenoidal começa a desenvolver-se por volta do primeiro ano de idade e continua até à adolescência.

No entanto, este conceito do complexo etmoidal-sinusal não explica certos dados anatómicos.

No conceito evo-devo, os seios paranasais (maxilar, esfenoidal e frontal) não se desenvolvem a partir do etmoide. A sua formação é o resultado de mecanismos biológicos de pneumatização, como no caso das células mastóides da rocha humana. Trata-se de uma degeneração pós-natal da medula vermelha dos ossos esfenoidal, maxilar e frontal e sua substituição por cavidades de ar que se tornariam os seios maxilar, esfenoidal e frontal. [29[29-31]]

2.4.1   Células etmoidais :

Por volta da 7ª semana de vida fetal (1º trimestre de gravidez), que é o período embrionário da organogénese, o etmoide aparece como o contorno de uma cápsula olfactiva cartilaginosa que envolve o órgão olfativo primário.

O órgão olfativo primário surge no embrião por invaginação dos placódios olfactivos em direção à vesícula cerebral primária.

Esta cápsula olfactiva cartilaginosa é filogeneticamente derivada da cartilagem pré-cordal dos primeiros vertebrados marinhos (agnatas), para os quais já tinha a função de formar um esqueleto protetor em torno da mucosa olfactiva.

Nos seres humanos, o etmoide divide-se, de cada lado do septo mediano, numa fenda olfactiva, em que a mucosa olfactiva permanece na fenda olfactiva por baixo da placa crivosa do etmoide, e num labirinto etmoidal, em que a mucosa olfactiva foi substituída por mucosa vestigial.

2.4.2   O seio maxilar :

É o primeiro a aparecer após uma evaginação da parede lateral das cavidades nasais, abaixo do corneto médio e abaixo da inserção superior do corneto inferior (extremidade inferior da calha uncibular; área da fontanela e localização de uma possível meatotomia média).

Esta "fenda mucosa" aumenta de volume à medida que penetra no corpo do osso maxilar. A erupção do primeiro molar facilita este alargamento, que se completa com a erupção da dentição permanente e a retração do crânio facial.

É de salientar que a disgenesia dos seios maxilares é possível, com a presença de diferenças de género (menor volume nas mulheres do que nos homens) e a possibilidade de adquirir uma certa assimetria na idade adulta (o esquerdo é sempre maior do que o direito).

2.4.3   O seio frontal :

É o resultado da pneumatização do divertículo inicial, que se origina no etmoide anterior. O seu desenvolvimento começa no sexto mês de vida intra-uterina, mas só invade o osso frontal no primeiro mês após o nascimento.

Esta evolução dos seios frontais pode ser impedida, resultando em agenesia, que pode ser pura, devido a uma paragem completa do desenvolvimento, ou agenesia trabecular ou esponjosa, devido a uma paragem incompleta do desenvolvimento.

Esta agenesia esponjosa é de etiologia diferente, uma vez que o processo de "sopro" teve lugar mas o osso frontal não respondeu com um processo osteolítico correspondente.

Este facto é importante porque a agenesia do seio frontal é relativamente frequente nas formas unilaterais e a sua interpretação radiológica não é inequívoca. [32]

2.4.4   O seio esfenoidal :

O seio esfenoidal está implantado antes do nascimento (centro rostral), por volta do quinto ano invade o pré-esfenoidal e na puberdade já atingiu praticamente o seu volume final.

A formação do seio esfenoidal é intrinsecamente o resultado de um fenómeno de cavitação primária no osso. Estes factos põem em causa a teoria centenária de Zukerkandl segundo a qual as células etmoidais têm o poder de se expandir e mesmo de colonizar o osso. Alguns autores têm procurado demonstrar um "fundo osteoclástico" ao nível dos "divertículos epiteliais etmoidais" para explicar o esvaziamento dos ossos da face, mas os mecanismos fisiológicos que induzem e regulam tal comportamento na mucosa etmoidal são difíceis de inferir a partir da sua natureza primitiva.

Referências :

[11] Mahassine EL HARRAS, "polipose nasossinusal: o papel da cirurgia endonasal", Universidade CADI AYYAD, Marraquexe, 2011.
[14] F. ᵉ Legent, L. Perlemuter, Cl. Vandenbrouck, *Cahiers d'anatomie ORL*, 4 éd., vol. 2. Masson, 1986.
[15] SOULTANA RABIE, "polipose nasossinusal: experiência do serviço de otorrinolaringologia do Hospital Moulay Ismail de Meknes (a propósito de 60 casos)", Universidade Sidi Mohammed ben Abdellah, FES, 2015.
[16] M. ZAHIR ILIAS, " LA MEATOTOMIE MOYENNE DANS LE TRAITEMENT CHIRURGICAL DES SINUSITES MAXILLAIRES CHRONIQUES (à proposde55 cas) ", université Fès, maroc, 2018.
[17] Coletivo, C. Freche, e J.-P. Fontanel, *L'obstruction nasale*. Paris: Arnette Blackwell, 1996.
[18] W. Larsen, P. R. Brauer, G. C. Schoenwolf e P. Francis-West, *Human embryology*. De Boeck Superieur, 2017.

[19] G. Pradal e F. Resche, *Embryologie humaine élémentaire : L'individu de sa naissance à sa mise au monde*. Paris: Ellipses Marketing, 2005.

[20] T. W. Sadler, "Embryologie médicale (9e édition française - 13e édition américaine)". https://www.jle.com/fr/ouvrages/e-docs/embryologie_medicale_9e_edition_francaise_13e_edition_am ericaine__309597/ouvrage.phtml (acedido em 26 de março de 2019).

[21] J. Foucrier, R. Franquinet e M. Vervoort, *Atlas d'embryologie descriptive*, 3ª ed., Paris: Dunod, 2013. Paris: Dunod, 2013.

[22] L. R. Cochard, *Netter's Atlas of human embryology*. De Boeck Superieur, 2015.

[re][23] J.-M. Retbi e T. W. Sadler, *Langmann Atlas of Medical Embryology*, 1 ed. Rueil-Malmaison: Pradel, 2008.

[24] U. Drews, *Atlas de poche d'embryologie*. Paris: Flammarion Médecine-Sciences, 1994.

[25] E. Masson, "Embryology and congenital anomalies of the nose", *EM-Consulte*. https://www.em-consulte.com/article/64045/embryologie-et-anomalies-congenitales-du-nez (acedido em 28 de março de 2019).

[26] J. Terracol e P. Ardouin, *Anatomie Des Fosses Nasales Et Des Cavités Annexes*, Librairie Maloine. 1965.

[27] Y. Guerrier e P. Rouvier, "Ostéologie Du Nez Et Des Sinus", *Encycl Méd Chir Oto-rhino-laryngologie*.

[28] J. M., C. Martin, e J. C. Balique, "De la pneumatisation cranio-faciale chez le foetus", *jornal Francais d'ORL*, vol. °1, n 42, p. 11 6 20, 1993.

[29] R. Jankowski, *Du dysfonctionnement naso-sinusien chronique au dysfonctionnement ostio-meatal*. Paris: Société Française d'Oto-rhino-laryngologie et de Chrurgie de la Face et du Cou, 2006.

[30] R. Jankowski, *The Evo-Devo Origin of the Nose, Anterior Skull Base and Midface*. Paris: Springer-Verlag, 2013.

[31] R. Jankowski, C. Perrot, D. T. Nguyen, and C. Rumeau, "Structure des masses latérales de l'ethmoïde par empilement courbe des endoturbinaux", *Ann. Fr. Oto-Rhino-Laryngol. Pathol. Cervico-Faciale*, vol. °133, n 5, pp. 293-298, Nov. 2016, doi: 10.1016/j.aforl.2016.02.010.

[32] S. Kuntzler, "At the frontiers of sinus development: from pneumatization arrest to pneumosinus dilatans", Out. 2012, Acesso em: 26 nov. 2019. [Online]. Disponível em: https://hal.univ-lorraine.fr/hal-01734223.

Chapitre 3 :   Anatomia das cavidades nasossinusais :

[11, 14-16]]

3.1   Anatomia descritiva : [33-42]

3.1.1   Cavidade nasal :

As cavidades nasais ou fossas nasais são duas cavidades anfractuosas situadas no centro do maciço facial superior, acima da cavidade oral óssea, abaixo da base do crânio, entre as duas cavidades orbitais. Estão separadas por uma divisória sagital, o septo nasal, e protegidas à frente pela pirâmide nasal. Abrem-se para a rinofaringe, atrás, através das coanas, e à frente, para o exterior, através das narinas.

Cada cavidade nasal tem quatro paredes: lateral, medial ou septo nasal, inferior ou pavimento e superior ou teto.

-O piso :

Formando uma calha horizontal com uma superfície lisa, os seus dois terços anteriores são formados pelo processo palatino da maxila, enquanto o seu terço posterior é formado pela lâmina horizontal do palatino (**Figura 8**).

-O teto :

Esta parede pode ser dividida da frente para trás em três zonas (**Figura 8**):

- Zona fronto-nasal formada pela superfície posterior do osso nasal, o osso frontal ao nível da coluna vertebral e a parte medial do seio frontal.
- Zona etmoidal formada pela lâmina crivosa do etmoide, à frente, e pelo processo etmoidal do esfenoide, atrás.
- Uma zona esfenoidal, onde se abre o seio esfenoidal.

-A parede medial :

É constituído por um esqueleto composto por três partes osteo-cartilaginosas (**Figura 8**):

- A lâmina perpendicular do etmoide, situada à frente da parte superior do vômer, une-se inferior e frontalmente à cartilagem septal.
- O vómer, que ocupa a parte posterior do septo nasal.
- A cartilagem quadrangular ou septal do nariz, à frente.

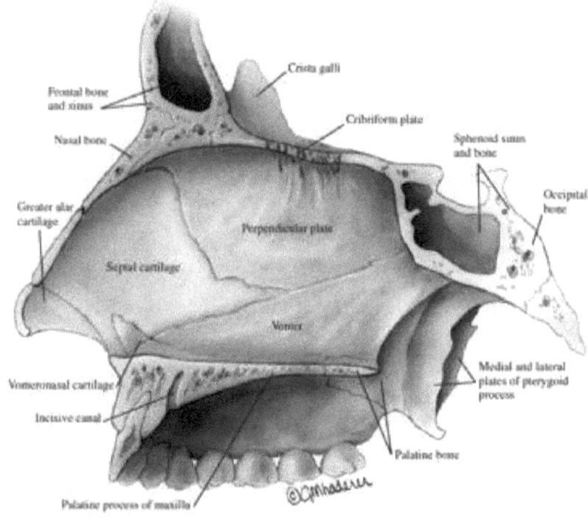

***Figura 8**Esqueleto do septo (secção sagital).* [39]

C. cartilagem septal - E. lâmina perpendicular do etmoide - V. vómer.

-O painel lateral :

É formado pela reunião de peças ósseas que formam uma parede atormentada por relevos e deiscências importantes, nomeadamente na sua parte central. Apresenta dois níveis:

Uma camada superior ou etmoidal que separa a cavidade nasal da órbita

Nível inferior ou maxilar, que separa a fossa nasal do seio maxilar à frente e da fossa pterigo-maxilar atrás.

Esta parede está dividida em três regiões em relação aos cornetos:

- Uma região pré-turbinal.

- Uma região supraturbinal.

- A região dos cornetos, a maior, representa três quartos da parede lateral e inclui os cornetos e o meato:

- **Cones :**

São lâminas de osso finas, oblíquas, inclinadas para dentro e para baixo, enroladas em torno de si mesmas numa curva côncava lateral. (**Figura 9**).

Cada cone contém :

-Extremidade anterior ou cabeça do corno alargada.

-Uma carroçaria aerodinâmica.

-A extremidade posterior ou cauda do corno, de forma variável.

Para além dos três cornetos constantes (inferior, médio e superior), existem cornetos rudimentares inconsistentes.

- **Carnes :**

Cada corno tem a sua própria calha longitudinal, que é delimitada pela parte correspondente da parede lateral conhecida como meato.

Existem três meatos principais que correspondem aos cornetos principais:

-O meato inferior, considerado como o meato lacrimal.

-O meato médio, que constitui uma verdadeira encruzilhada dos seios anteriores, pois é nele que se abrem o seio maxilar, o seio frontal e as células etmoidais anteriores. No seu segmento médio, encontram-se dois relevos, o processo unciforme e a bula, duas goteiras uncibulares e retrobulares, e os orifícios celulares.

-O meato superior é o local onde se abrem as células etmoidais posteriores.

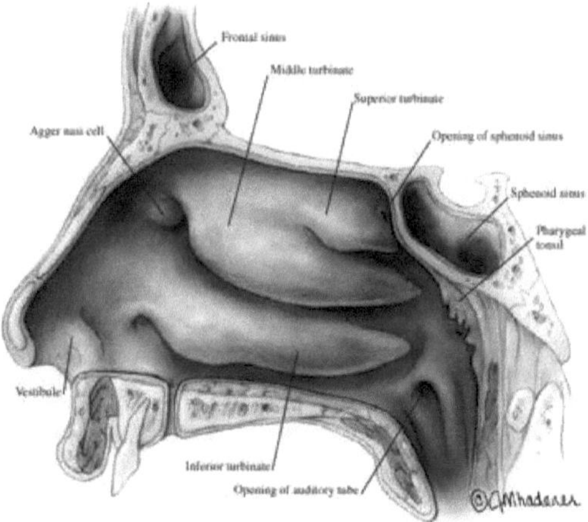

Figura 9*Parede lateral da cavidade nasal esquerda.* [39]

-Vascularização :

A mucosa das fossas nasais é muito vascularizada, com um sistema sanguíneo constituído por redes intramucosas, artérias e veias, e um sistema linfático.

- **O sistema sanguíneo :**
  - **Redes intramucosas:** localizadas no córion.

- A rede arterial é composta por uma rede profunda e uma rede superficial.

- A rede venosa, que é muito mais desenvolvida do que a anterior, é também constituída por uma rede superficial e uma rede profunda.

- A rede capilar, que é constituída por uma rede sub-epitelial e por uma rede peri-glandular.

A particularidade da mucosa respiratória reside na presença de tecido cavernoso, de dispositivos em bloco e de anastomoses arteriovenosas. A perturbação desta vascularização é a causa da rinite hipertrófica.

> **Irrigação arterial :**

Esta é fornecida por um contingente arterial proveniente das artérias carótidas interna e externa, com estes dois sistemas a anastomosarem-se ao nível do ponto vascular. (**Figura 10**).

- **O sistema carotídeo interno :**

Vasculariza a cavidade nasal através das artérias etmoidais anterior e posterior, ramos da artéria oftálmica. Estas duas artérias predominam na vascularização da parte superior e externa da cavidade nasal.

- **O sistema carotídeo externo :**

A artéria esfeno-palatina, um ramo da artéria maxilar, e a artéria facial desempenham o papel mais importante.

A artéria esfeno-palatina, ao sair do forame esfeno-palatino, dá origem a dois ramos, um lateral ou artéria dos cornetos e outro medial ou artéria do septo.

A artéria facial dá origem à artéria labial superior, que, após anastomose com a sua homóloga contralateral, dá origem ao arco coronário superior, depois à artéria da asa do nariz. Esta arcada dá origem a um ramo destinado ao septo ou artéria sub-septal.

Todas estas artérias se anastomosam umas com as outras, fornecendo suplementos por vezes formidáveis em caso de epistaxe. A mais importante destas anastomoses é a mancha vascular descrita no final do século XIX por Little e Kiesselbach. Trata-se de uma zona de ramos terminais das artérias palatinas anteriores, nasopalatinas, etmoidais anteriores e subclávias.

Outra zona de anastomose é a zona de Woodruff, localizada na parte inferior da parede lateral da cavidade nasal, atrás do corneto inferior. É formada pela anastomose da artéria esfeno-palatina e das artérias faríngeas. A sua posição posterior torna-o uma fonte comum de hemorragia grave não traumática. [43]

> **Drenagem venosa :**

Existem três vias: anterior à veia angular, posterior ao plexo venoso maxilar ou pterigoide e superior à veia oftálmica.

- **O sistema linfático :**

Composto por redes intramucosas superficiais e profundas.

-Inervação: existem três tipos:

A inervação da sensibilidade geral, dependente do V, passa por dois troncos: o oftálmico através do nervo naso-ciliar e o maxilar através dos nervos pterigopalatinos.

A inervação vegetativa é fornecida pelos sistemas simpático e parassimpático que passam pelo gânglio pterigopalatino.

Inervação sensorial pelo nervo olfativo.

3.1.2   Os seios da face :

3.1.2.1 O seio etmoidal :

O labirinto etmoidal ou seio etmoidal é um conjunto de cavidades ou células pneumáticas escavadas na espessura da massa lateral do etmoide, que se abrem nas cavidades nasais ao nível dos meatos médio e superior.

Segundo a sistematização etmoidal de Mouret, baseada na anatomia dos cornetos e suas extensões no labirinto, a raiz divisória do corneto médio divide o labirinto em dois compartimentos: anterior e posterior. (**Figura 11)**

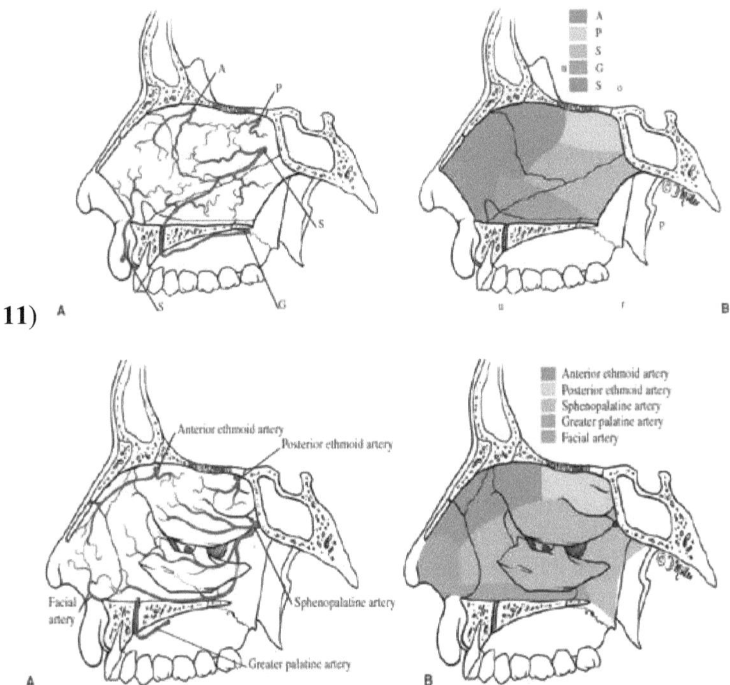

Figura 10*Vascularização da cavidade nasal. A. Ramos vasculares. B. Território vascular.* [39]

1. Artéria subclávia - 2. artéria etmoidal anterior - 3. lâmina cribriforme - 4. artérias etmoidais posteriores - 5. artéria esfeno-palatina - 6. forame esfeno-palatino - 7. artérias póstero-laterais - 8. artéria maxilar interna.

- **Etmoide anterior :**

Dividida por sua vez pelas raízes divisórias do unciforme e da bula, dando origem a três sistemas celulares:

-O sistema da bula contém uma a três células, incluindo a célula etmoidal-maxilar, que se abre para a calha retrobular.

-O sistema unciforme contém várias células, incluindo o quase constante agger nasi, que se abre na calha uncibullar.

-O próprio sistema do meato médio contém geralmente uma única célula.

Todas as células do etmoide anterior abrem-se para o meato médio.

- **Etmoide posterior :**

Composta por três a cinco células que se abrem no meato superior, a raiz septada do corneto superior divide o etmoide posterior em dois sistemas:

Um sistema principal que drena para o meato superior.

Um sistema acessório inconstante que drena para o meato supremo.

- **Relatórios :**

O labirinto etmoidal responde: (**Figura 12**)

Em cima, no fundo do seio frontal e ao nível anterior da base do crânio,

Para o interior, na metade superior da cavidade nasal,

Na parte inferior, sobrepõe-se à parte inferior do meato médio,

Na frente, responde ao processo frontal da maxila,

Externamente, liga-se ao saco lacrimal e ao conteúdo orbital,

Atrás da superfície anterior do corpo do esfenoide.

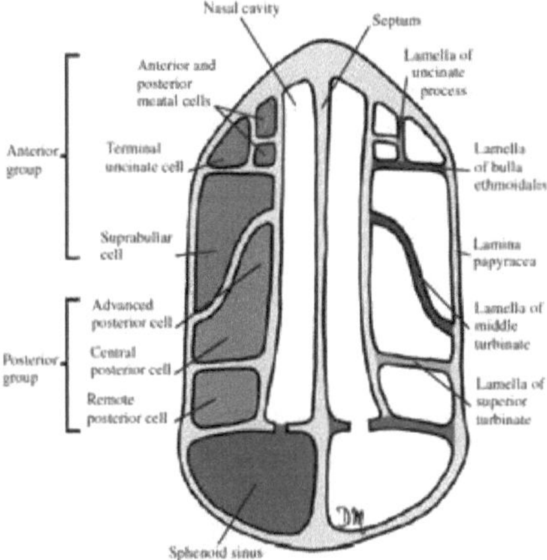

__Figura 11__Sistematização do etmoide de acordo com Terrier. [39]

- **Vascularização :**

É irrigado pelas artérias etmoidais anterior e posterior, ramos da artéria carótida interna através da artéria oftálmica. Estas correm sob o teto do etmoide em canais ósseos por vezes deiscentes. (**Figura 13**)

As veias entram no seio cavernoso, na veia facial e no plexo pterigoide.

Os linfáticos unem o sistema linfático nasal e meníngeo.

O sistema trigémino-simpático das cavidades nasais e os nervos etmoidais anterior e posterior inervam o etmoide.

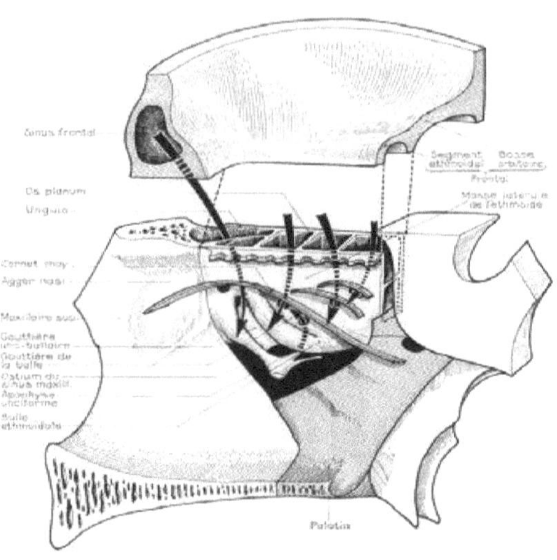

Figura 12*Relações internas, posteriores e superiores do carter etmoidal direito (segundo Perlemuter & Legent).* [14]

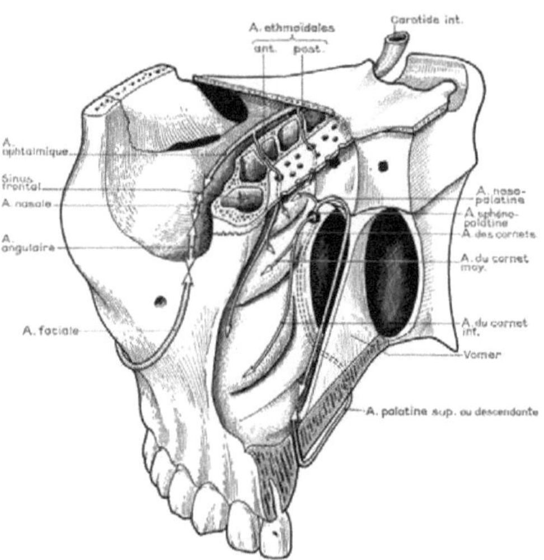

Figura 13*Relação anatómica do etmoide direito e vascularização (segundo Perlemuter & Legent).* [14]

3.1.2.2 O seio maxilar :

Trata-se de uma cavidade pneumática escavada no osso maxilar. Tem a forma de uma pirâmide triangular. (**Figura 14**)

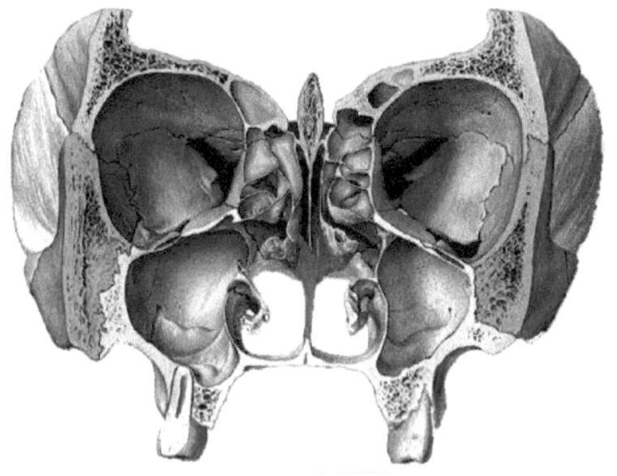

Figura 14*Secção frontal através dos seios maxilares.* [39]

Distingue-se por :

- Parede anterior ou jugal:

Esta é a parede, que é acedida cirurgicamente a partir do exterior, e é delimitada na parte superior pelo rebordo orbital inferior, medialmente pelo bordo anterior do corpo maxilar, lateralmente pelo contraforte do osso zigomático e inferiormente pelo rebordo alveolar desde o canino até ao segundo pré-molar.

Tem dois pontos de referência importantes: A fossa canina e o forame infra-orbital. Esta parede é atravessada por canais nervosos para os nervos dentários e por canais vasculares. Esta parede é atravessada pelo fundo de saco vestibular superior, dando origem a duas zonas: a inferior ou gengivobucal e a superior ou jugal.

- Uma parede posterior :

A tuberosidade maxilar separa o seio da fossa pterigo-maxilar, está voltada para trás e para fora, tem 2 mm de espessura e é atravessada pelos canais dos nervos dentários superior e posterior, no exterior, e pelos canais palatinos e palatinos acessórios, no interior.

-Uma parede superior :

De forma triangular com um ápice posterior, particularmente fino e frágil, forma o pavimento da órbita dividido em dois pela goteira e pelo canal infraorbitário, esta parede está em contacto com os elementos do conteúdo orbitário.

- Uma parede medial :

Corresponde à divisória intersinuso-nasal, que forma a metade inferior da parede lateral da cavidade nasal, entre o processo frontal da maxila, à frente, e a lâmina perpendicular do palatino, atrás.

É dividido em duas regiões pela inserção do corneto inferior, a região ântero-inferior correspondendo ao meato inferior e a região póstero-superior correspondendo ao meato médio.

- Um piso :

Corresponde à parte deprimida do seio em forma de canal, situada ligeiramente abaixo do nível do pavimento da cavidade nasal. Nesta zona sobressaem as cavidades dentárias, essencialmente as cavidades dos primeiros e segundos molares e dos segundos pré-molares. **(Figura 15)**

- O ângulo superior-medial :

O óstio do seio maxilar situa-se entre as paredes medial e superior, onde o seio maxilar e o seio etmoidal entram em contacto no bordo inferolateral. O óstio está localizado na junção dos terços anterior e médio do ângulo.

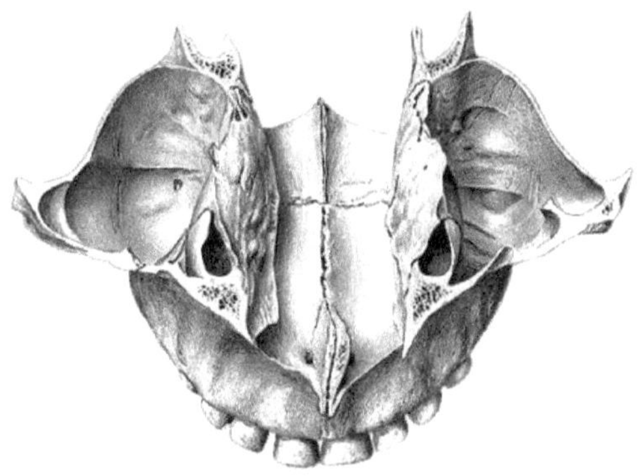

*Figura 15*Secção axial do seio maxilar. [39]

- Vascularização e inervação :

As artérias provêm principalmente das artérias do meato médio e de ramos da maxila, com a rede venosa a drenar para a veia esfeno-palatina e o plexo pterigoide.

A inervação é fornecida pelo sistema trigémino-simpático das cavidades nasais e pelos nervos das regiões alveolar superior e infra-orbital.

3.1.2.3 O seio frontal :

Trata-se de duas cavidades pneumáticas, assimétricas, cortadas na espessura do osso frontal e que comunicam com a cavidade nasal através do canal nasofrontal. O seio frontal tem a forma de uma pirâmide triangular com :

- Parede anterior ou cutânea, convexa à frente, ligada aos planos cutâneo e subcutâneo, às artérias supra-orbitais e supratrocleares, aos ramos dos nervos sensitivos do V e aos ramos dos nervos motores do VII, às veias e aos linfáticos.

- Parede posterior ou cerebral, ligada às meninges e ao lobo frontal.

- Parede inferior ou órbito-nasal, o pavimento do osso frontal, com um segmento nasal medial e um segmento orbital lateral, formando a parte anteromedial da abóbada orbital, em contacto com o conteúdo orbital,

- Parede medial ou inter-sinusal: é uma camada óssea compacta, fina e frágil, situada no sentido ântero-posterior, que separa os dois seios frontais.

- O canal nasofrontal assegura a drenagem e a ventilação do seio frontal, ligando-o à cavidade nasal correspondente, variando a sua forma e comprimento consoante o grau de desenvolvimento das células etmoidais anteriores, através das quais passa, terminando na extremidade superior do sulco uncibular.

- A vascularização e a inervação são asseguradas pela artéria etmoidal anterior e pelas artérias do meato médio, pelo sistema trigémino-simpático das cavidades nasais e por ramos do nervo oftálmico.

3.1.2.4 O seio esfenoidal :

Esta é a cavidade mais profunda do complexo sinusal. Segue-se à célula de Onodi (célula etmoidal-fronto-esfenoidal). É regular e mediana, alojada no osso esponjoso do corpo do esfenoide. É a única cavidade que drena para fora dos sistemas de meatos etmoidais, abrindo-se diretamente na parede póstero-superior da cavidade nasal correspondente (**Figura 16**).

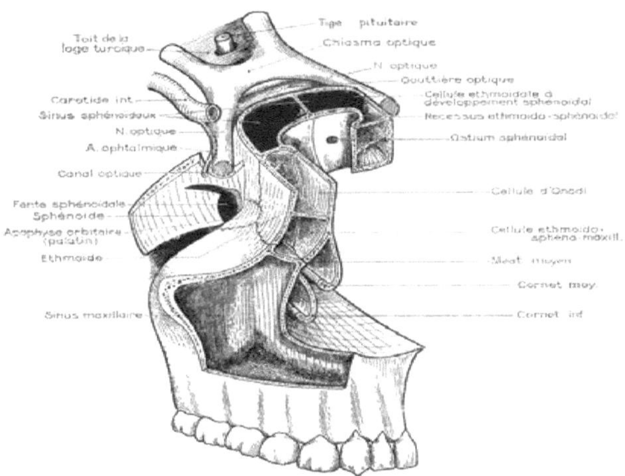

Figura 16*Relação entre o seio esfenoidal e a via de drenagem (segundo Perlemuter & Legent).* [14]

Cada seio tem seis paredes:

- A parede anterior ou nasal :

A porção lateral está ligada principalmente às células etmoidais posteriores, enquanto o segmento medial está ligado à cavidade nasal, formando o recesso esfeno-etmoidal, local do óstio esfenoidal.

- A parede inferior ou o pavimento :

Esta estrutura espessa forma a parede superior do cavum nasofaríngeo. É reforçada pela crista esfenoidal inferior, pela extensão das duas asas vomerianas e pelo processo pterigoide lateral. Os três ductos vomerovaginais, os dois ductos pterigóides ou vidianos e os dois ductos palato-vaginais atravessam-na de dentro para fora.

- A parede superior ou o teto :

Faz parte das camadas anterior e média do crânio, das quais está separada pela dura-máter. Esta parede divide-se em região olfactiva, que é o jugum esfenoidal, região ótica e região hipofisária, que é a sela túrcica.

Responde medialmente às meninges, ao trato olfativo, ao quiasma ótico e à glândula pituitária.

- A parede posterior :

Está voltado para a parte posterior do crânio, do qual está separado por uma camada de tecido ósseo esponjoso e pela dura-máter. Através da dura-máter, o tronco basilar ramifica-se nas artérias cerebrais posteriores, nos dois VI nervos e na ponte.

- A parede lateral ou parede oftálmica :

Parede fina ligada de trás para a frente ao sulco do seio cavernoso, que contém a artéria carótida interna, os nervos da fissura orbitária (VI, III, IV e o nervo oftálmico), o nervo maxilar e o canal ótico que contém o nervo ótico e a artéria oftálmica, a extremidade posterior da parede medial da órbita e a extremidade medial da fissura orbitária superior.

- A parede medial ou septo inter-sinusal :

É inconsistente, por vezes deiscente, e separa os dois seios esfenoidais em duas cavidades que são geralmente assimétricas.

- Vascularização e inervação :

Fornecida pela artéria ostial, ramo da artéria naso-palatina, artérias transósseas, ramos da artéria carótida interna, canal pterigoide e canal palato-vaginal.

A inervação depende do sistema trigémino-simpático das cavidades nasais e do nervo etmoidal posterior.

3.2   Anatomia endonasal : [39,42,44-46]

Um bom conhecimento da anatomia nasal e sinusal é essencial antes de iniciar a endoscopia endonasal. Utilizando um endoscópio de 0° ou 30°, o exame da cavidade nasal envolve três passos essenciais:

-A primeira passagem do endoscópio permite identificar os diferentes elementos anatómicos da cavidade nasal: válvula nasal, septo, corneto inferior, corneto médio e coana. Permite também identificar quaisquer variações ou modificações da anatomia normal que possam interferir com o procedimento cirúrgico. (**Figura 17**)

-A segunda passagem permite examinar o meato médio de frente para trás: cabeça do corneto médio, processo unciforme, bolha etmoidal, sulco retrobulbar. O recesso esfeno-etmoidal é então examinado, revelando o óstio esfenoidal (**Figura 18**).

-A terceira passagem permite o exame do infundíbulo etmoidal, enquanto que, seguindo o processo unciforme e a bula etmoidal, podem ser visualizados os orifícios de drenagem.

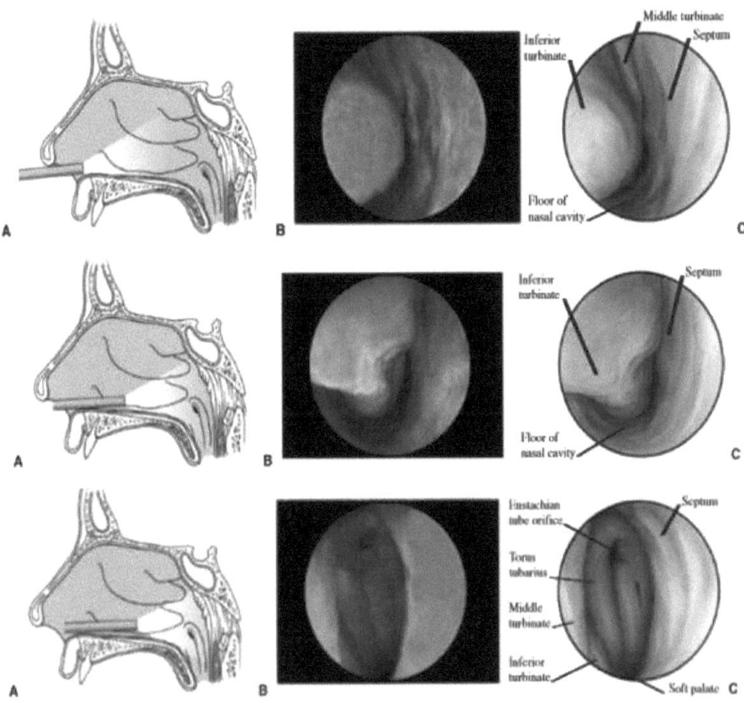

Figura 17Primeira passagem do endoscópio. [39]

3.2.1 Os cones :

3.2.1.1 Trompa inferior :

Esta é a primeira estrutura visível quando o endoscópio é introduzido e é constituída por uma cabeça, um corpo e uma cauda. A cabeça está localizada cerca de 1 cm atrás do orifício piriforme.

O corno inferior tem, em média, 45 mm de comprimento. A sua cauda faz parte da parede lateral da coana.

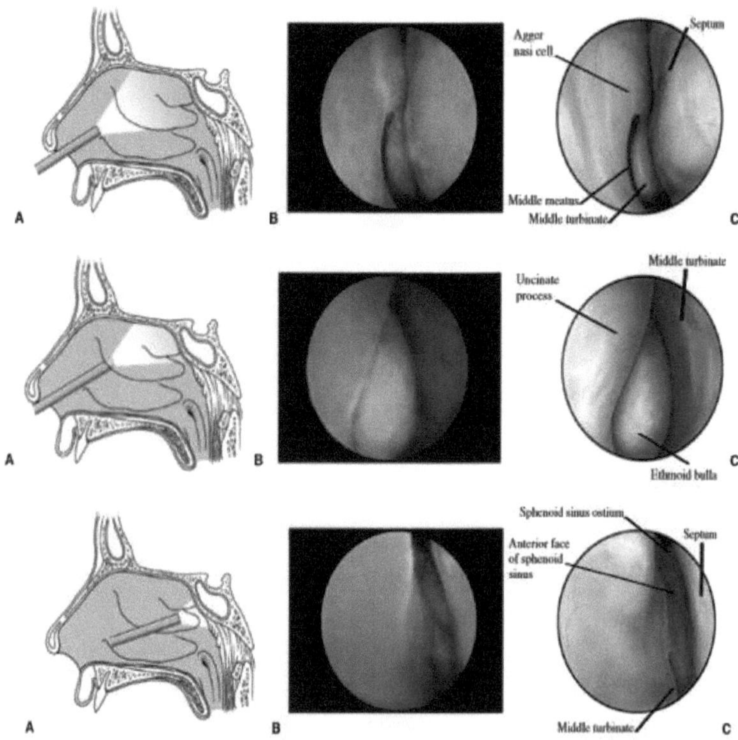

Figura 18Vista média e posterior do endoscópio. [39]

3.2.1.2 Trompa média :

É de longe o ponto de referência mais importante da cavidade nasal, localizado acima e atrás do corneto inferior, que consiste numa cabeça, corpo e cauda.

Mede 40 mm de comprimento e a sua curvatura habitual é côncava medialmente, mas está sujeita a numerosas variações fisiológicas: pneumatização, convexidade paradoxal. A sua cauda forma a parede lateral do recesso esfeno-etmoidal.

3.2.1.3 Trompa superior :

É difícil de ver, exigindo frequentemente que o endoscópio seja inclinado para cima para o examinar; está localizado acima e atrás do corneto médio.

O seu comprimento médio é de 17 mm. A parte posterior do seu bordo livre situa-se alguns milímetros fora do óstio do seio esfenoidal.

3.2.2   A região meática :

3.2.2.1 Meato inferior :

A extremidade anterior do meato é formada pela cabeça do corneto inferior medialmente e a parede lateral representada pelo processo maxilar lateralmente. O endoscópio é deslizado ao longo do pavimento da cavidade nasal e depois movido para trás e para a frente. O exame cuidadoso no quadrante ântero-superior revela o orifício inferior do ducto nasolacrimal, com o auxílio da secreção lacrimal.

3.2.2.2 Meato médio :

A sua parede medial é formada pelo corneto médio e a sua parede lateral pelos três relevos da parede nasal do labirinto etmoidal.

A saliência lacrimal corresponde ao ducto nasolacrimal, que é uma curva anterior logo à frente da cabeça do corneto médio. Logo atrás, há uma depressão entre a protuberância lacrimal e o processo unciforme, seguida pelo relevo do processo unciforme atrás dela.

O processo unciforme origina-se em frente à fixação anterior da cabeça do corneto médio na parede lateral, depois desce verticalmente durante cerca de dois centímetros para correr horizontalmente para trás.

O terceiro relevo é a parede anterior do tálus, mascarada lateralmente pelo relevo do processo unciforme. A depressão do hiato semilunar ou calha uncibular é formada por estes dois relevos; na sua extremidade superior (infundíbulo etmoidal) encontra-se a estrela das calhas ou rotunda bullar, e na sua extremidade inferior encontra-se o óstio do seio maxilar.

3.2.2.3 Meato superior :

A sua parede medial é formada pelo corneto superior, que forma a parede lateral do recesso esfeno-etmoidal. As células etmoidais posteriores drenam para este meato.

3.2.3   O recesso esfeno-etmoidal :

O recesso esfeno-etmoidal é a região mais posterior e mais profunda da cavidade nasal (**Figura 19**). Tem uma forma oval limitada:

- Exteriormente: pela cauda do corno médio e pela parte livre do corno superior.

- Medial: através do septo nasal.

- Em baixo: através da parte superior da choana.

- Dorso: através da parte medial da superfície anterior do seio esfenoidal.

O óstio do seio esfenoidal, localizado na sua parede anterior, permite a drenagem deste seio e encontra-se normalmente cerca de um centímetro acima do arco coanal.

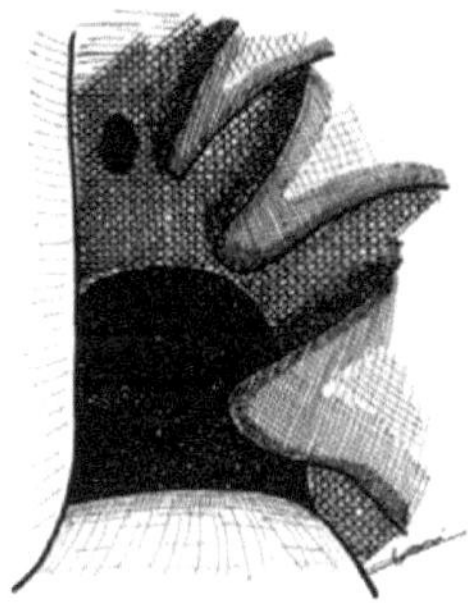

Figura 19*Óstio e recesso esfeno-etmoidal esquerdo.* [39]

3.2.4   A fenda olfactiva :

É um espaço estreito localizado entre a parte superior do septo, medialmente, e a fixação superior do corneto médio, lateralmente.

3.3   Anatomia radiológica : [39, 47,48]]

3.3.1   Técnica de imagiologia:

3.3.1.1 Radiografia normalizada :

As únicas imagens realmente úteis para explorar as cavidades sinusais da face são as vistas faciais de Blondeau e a orto-pan-tomografia.

A incidência de Blondeau proporciona uma visão global da massa facial, dando uma visão particularmente boa dos seios maxilares. O nariz e o queixo estão localizados contra a placa.

O bordo superior das pedras deve situar-se abaixo dos recessos alveolares dos seios maxilares.

A vista frontal alta fornece uma vista frontal do crânio e da massa facial. O bordo superior das pedras encontra-se no terço inferior das órbitas.

A orto-pan-tomografia ou panorâmica é uma imagem muito importante que explora melhor as raízes dentárias e eventuais dentes sinusais.

De um modo geral, as radiografias normais fornecem informações limitadas. Atualmente, estão a ser abandonadas por duas razões principais: em primeiro lugar, porque a sinusite aguda ou crónica é diagnosticada clinicamente; em segundo lugar, devido à fraca qualidade da informação fornecida pela radiografia normal, que, na maior parte das vezes, exige a utilização de tomografias computorizadas.

3.3.1.2 Tomografia computorizada (TC) :

É o padrão de ouro para a exploração das cavidades nasossinusais. O intervalo entre cortes varia entre 1 e 5 mm, consoante a indicação e o número de cortes a efetuar. A injeção intravenosa de contraste iodado está reservada para o estudo das lesões tumorais e das complicações da patologia inflamatória dos rinossinus.

A imagiologia virtual baseia-se no mesmo princípio que a aquisição 3D estática. O software de abordagem dinâmica permite ao cirurgião "mover-se" através da cavidade nasal e das várias cavidades sinusais ao longo dos eixos de drenagem, dando acesso a pequenas estruturas anatómicas. Esta técnica é de particular interesse para o cirurgião, dada a existência de múltiplas variantes anatómicas que podem expor o cirurgião ao risco de complicações durante a cirurgia endonasal guiada por endoscopia.

3.3.1.3 Imagem por ressonância magnética (MRI) :

São necessários cortes de 3 mm ou menos. As matrizes de 512x512 ou 512x256 proporcionam uma melhor resolução. O espaçamento entre cortes é de 2 a 5 mm, dependendo da patologia que está a ser estudada. As sequências habituais são T1 e T2 spin eco. A injeção de gadolínio é útil para a exploração de patologias inflamatórias ou tumorais.

3.3.2 Resultados:

3.3.2.1 Plano axial :

As secções inferiores atravessam o assoalho do seio maxilar com os ápices dentários dos dentes superiores, destacando depois a parede anterolateral e posterior do seio maxilar e a fissura pterigopalatina. O corneto médio fecha o óstio do seio maxilar. O septo nasal pode ser visto na linha média. Secções horizontais sucessivas, movendo-se cranialmente para cima, revelam o labirinto etmoidal acima do seio maxilar.

A secção axial mediana mostra a raiz divisória do corneto médio. Os cortes axiais mostram o seio esfenoidal atrás do etmoide posterior e o seio frontal acima do etmoide anterior (**Figura 20**).

3.3.2.2 Plano coronal :

Os cortes coronais são particularmente interessantes para evidenciar os diferentes meatos das cavidades nasais com os cornetos. Mostram a relação entre a parede medial do seio maxilar e as cavidades nasais, e a relação entre o nervo ótico e o seio esfenoidal (**Figura 20**).

3.3.2.3 Plano sagital :

Os cortes sagitais permitem analisar a sistematização do etmoide e a relação do canal nasofrontal com as células anteriores. Mostram a relação do esfenoide com a fossa pituitária (**Figura 20**).

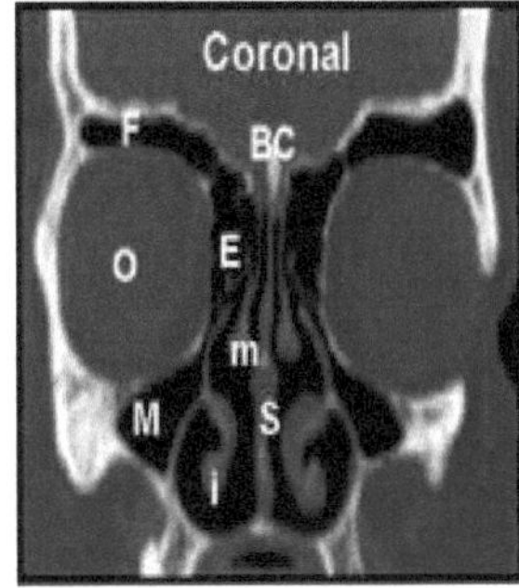

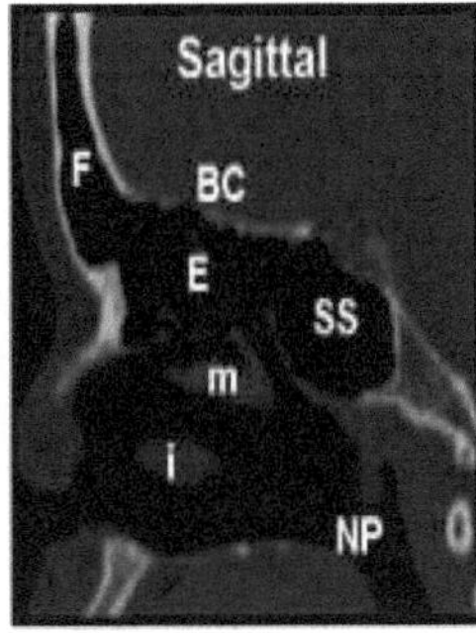

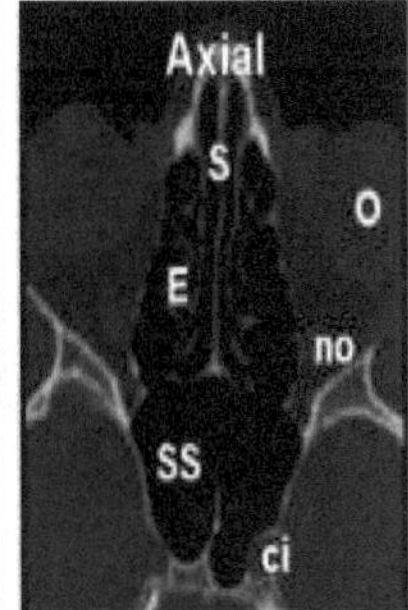

Figura 20*Tomografia computorizada da face de um doente sem patologia dos rinossinus: cortes coronal, sagital e axial* [49]

(BC: base do crânio; ci: artéria carótida interna; E: seio etmoidal; F: seio frontal; i: corneto inferior; M: seio maxilar; m: corneto médio; no: nervo ótico; NP: nasofaringe; O: órbita; S: septo nasal; SS: seio esfenoidal).

Referências :

[11] Mahassine EL HARRAS, "polipose nasossinusal: o papel da cirurgia endonasal", Universidade CADI AYYAD, Marraquexe, 2011.

[14] F. ᵉ Legent, L. Perlemuter, Cl. Vandenbrouck, *Cahiers d'anatomie ORL*, 4 éd., vol. 2. Masson, 1986.

[15] SOULTANA RABIE, "polipose nasossinusal: experiência do serviço de otorrinolaringologia do Hospital Moulay Ismail de Meknes (a propósito de 60 casos)", Universidade Sidi Mohammed ben Abdellah, FES, 2015.

[33] E. Masson, "Anatomy of the nasosinus cavities," *EM-Consulte*. https://www.em-consulte.com/article/1139319/anatomie-des-cavites-nasosinusiennes (acedido em 27 de fevereiro de 2019).

[34] P. Kamina e C. Martinet, *Anatomia clínica: Volume 2, Cabeça, pescoço, costas*, 4.ª edição. Maloine, 2013.

[35] Rouvière e Delmas, *Anatomie humaine descriptive topographique et fonctionnelle, tome 1: Tête et cou*, 15ª ed. Paris: Editions Masson, 2002.

[36] A. Lahlaïdi, *Anatomie topographique: Applications anatomo-chirurgicales,*. Rabat: Livres Ibn Sina, 1986.

[37] L. Dialogues, *Gray's Anatomy for Students - Jacques Duparc, Fabrice Duparc, A. Mitchell, A.... - Elsevier Masson* .

[38] R. L. (1950-) Drake *et al, Gray's atlas of human anatomy / Richard L. Drake, A. Wayne Vogl, Adam W. M. Mitchell, Richard M. Tibbitts, Paul E. Richardson*. Elsevier-Masson. Issy-les-Moulineaux, 2017.

[39] H. Levine e M. P. Clemente, *Sinus Surgery: Endoscopic and Microscopic Approaches*. Thieme, 2005.

[40] D. W. Hsu e J. D. Suh, "Anatomy and Physiology of Nasal Obstruction", *Otolaryngol. Clin. °North Am.* vol. 51, n 5, pp. 853-865, Out. 2018, doi: 10.1016/j.otc.2018.05.001.

[41] S. M. Lieberman, "Anatomical landmarks in revision sinus surgery and advanced nasal polyposis", *Oper. Tech. Otolaryngol.-Head Neck Surg*, vol. °25, n 2, pp. 149-155, junho de 2014, doi: 10.1016/j.otot.2014.02.003.

[42] R. Bradoo, *Anatomical Principles of Endoscopic Sinus Surgery: A Step by Step Approach*, 1 edição. London u.a.: CRC Press, 2005.

[43] A. Fatakia, R. Winters, and R. G. Amedee, "Epistaxis: A Common Problem", *Ochsner J.*, vol. °10, n 3, pp. 176-178, 2010.

[44] Klossek J-M, Serrano E, Dessi P, Fontanel J-P, "Chirurgie endonasale sous guidage endoscopique", 3ª edição, Masson, 2004.

[45] J.-M. Klossek e C. B. de Montreuil, *Chirurgie du nez, des fosses nasales et des sinus*. Issy-les-Moulineaux: Elsevier Masson, 2007.

[46] F. Facon et P. Dessi, " Chirurgie endonasale micro-invasive : apport de l'endoscopie en chirurgie maxillo-faciale ",

/data/revues/00351768/01060004/230/, févr. 2008, Consulté le: mars 20, 2019. [Online]. Disponível em: https://www.em-consulte.com/en/article/94856.

[47] " Radioanatomia dos seios da face - EM|consult ". https://www.em-consulte.com/en/article/121593 (acessado em 20 de março de 2019).

[48] Vivarrat-Perrin L, Veillon F, "Radioanatomia do crânio, rocha, órbita, seios da face, mandíbula e dentes". 01 de março de 2019, [Online]. Disponível em: http://www.med.univ.

[49] P. Champsaur, T. Pascal, V. Vidal, J. Gaubert, J. Bartoli e G. Moulin, "Radioanatomia dos seios da face", p. 16, 2019.

Chapitre 4 :   Revisão histológica : [14,15,50-52]

O relevo ósseo da cavidade nasal é suavizado pela mucosa nasal ou pituitária, que repousa sobre o periósteo e o pericôndrio que revestem as paredes ósseas e cartilaginosas. Esta mucosa nasal continua com a mucosa dos seios paranasais e do ducto nasolacrimal.

É constituído por um córion e um epitélio que varia consoante a região da cavidade nasal: região vestibular, região olfactiva e região respiratória.

4.1   Região vestibular :

A entrada da cavidade nasal é coberta por tecido cutâneo. Uma zona de transição entre a pele e a mucosa respiratória situa-se atrás desta região vestibular, estendendo-se até à cabeça dos cornetos médios e inferiores. Caracteriza-se por uma epiderme que perdeu a sua camada córnea e as suas glândulas, que estão normalmente presentes na pele.

4.2   Região olfactiva :

Esta região é representada pela fossa olfactiva, que constitui a parte superior da cavidade nasal. Situa-se acima da fenda olfactiva, que é delimitada pelo bordo inferior do corneto médio, no exterior, e pelo tubérculo do septo, no interior.

4.2.1   Aspeto macroscópico :

A mucosa é lisa, amarela ou acastanhada, daí o nome locus luteus, e tem cerca de um milímetro e meio de espessura.

4.2.2   Aspeto microscópico :

- **Epitélio:** cilíndrico, estratificado, constituído por :

- As células olfato-sensoriais de Schultze, que são células fusiformes e bipolares, têm uma extensão periférica que está nivelada com a superfície e termina numa protuberância hemisférica coberta por cílios olfactivos curtos e rígidos. Um outro prolongamento central atravessa o córion para chegar ao bolbo olfativo.

- Células de suporte, que ocupam toda a altura do epitélio. Sustentam as células sensoriais que envolvem. Têm uma forma cilíndrica, com um citoplasma granular que contém o pigmento amarelo.

- As células basais, que são células pequenas, irregulares e em forma de estrela, formam uma única camada que se encontra profundamente no córion.

- O córion: caracteriza-se pela presença de grandes glândulas tubuloacinares, denominadas glândulas de Bowman, abertas à superfície por um pequeno orifício. As células glandulares, cuja natureza é objeto de debate, contêm igualmente um pigmento amarelo.

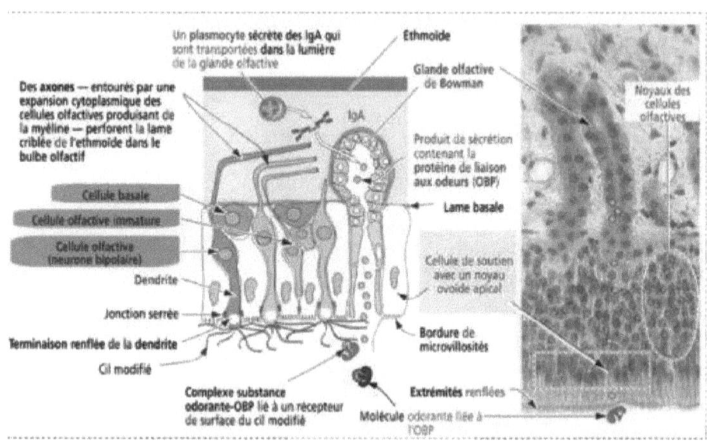

Figura 21Epitélio olfativo. [51]

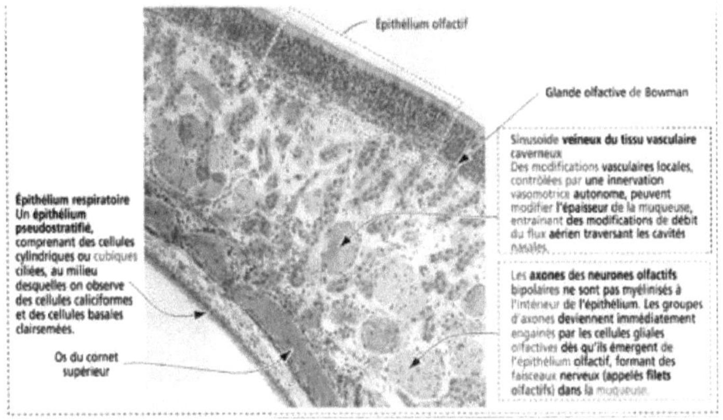

Figura 22Mucosa olfactiva. [51]

4.3   Região respiratória :

[3]A mucosa respiratória ocupa a maior parte, com uma superfície de cerca de 75 cm. Há uma transição gradual para a mucosa vestibular e uma transição abrupta para a mucosa olfactiva.

4.3.1   Aspeto macroscópico :

De cor vermelha viva e com cerca de 2 a 3 mm de espessura.

4.3.2   Aspeto microscópico :

- **Epitélio:** superficial, tipo respiratório, pseudo-estratificado, prismático e ciliado. A composição deste epitélio varia ao longo das vias aéreas, consoante a região anatómica; podem ser identificados pelo menos sete tipos de células principais:

- células ciliadas, presentes sobretudo na mucosa respiratória, de forma prismática, alongadas, assentes na membrana basal e cobertas na extremidade apical por cílios vibratórios.

- as células muciparas ou caliciformes, situadas entre as células ciliadas, mas em número variável consoante a região. São particularmente numerosas nas zonas expostas, como as cabeças dos cornetos. Em certas zonas, agrupam-se em pequenos conjuntos, formando glândulas intra-epiteliais. Parecem ter origem na transformação das células ciliadas.

- células intermédias indiferenciadas envolvidas na regeneração epitelial.

- células serosas, que se encontram principalmente nas glândulas subepiteliais.

- células em escova, envolvidas na troca hidroelectrolítica.

- células neuroendócrinas, que são raras e segregam neuropeptídeos.

- as células basais, que são pequenas células triangulares, formando uma única camada que repousa sobre a membrana basal.

Este epitélio respiratório repousa sobre uma fina membrana basal, que o separa do córion subjacente. Está ausente na região olfactiva.

- O córion: de densidade conjuntivo-elástica variável consoante a região, predominando os elementos elásticos nos cornetos. Caracteriza-se essencialmente pela presença de glândulas compostas, sobretudo na parte média, com células glandulares dispostas numa única camada que continua a camada epitelial e que inclui células mucosas e células serosas. Caracteriza-se igualmente pela riqueza de elementos vasculares, nomeadamente venosos, linfáticos e nervosos. A presença de células ditas "móveis", como os linfócitos isolados ou organizados em grupos (tecido linfoide associado ao nariz, TALN) [9,10].

Perante os contaminantes presentes no ar, o epitélio nasal forma uma barreira física e funcional, graças aos complexos de junção. As células epiteliais estão unidas na sua extremidade apical por tight junctions e na sua extremidade lateral por desmossomas, que ajudam a manter a integridade epitelial e a formar uma barreira física. A rutura da integridade desta barreira epitelial expõe diretamente as células subjacentes aos agentes tóxicos contidos no ar. As células estimuladas desta forma podem iniciar uma reação inflamatória.

4.4   Membrana mucosa dos seios da face :

A mucosa das cavidades sinusais adjacentes às cavidades nasais é do mesmo tipo respiratório. É considerada como uma extensão da mucosa nasal, mas caracteriza-se por uma vascularização muito menos desenvolvida, pela sua espessura e pela sua fragilidade. Esta mucosa é constituída por um epitélio, uma membrana basal e um córion.

4.4.1   O epitélio :

O epitélio é do tipo respiratório, cilíndrico, estratificado e ciliado. Contém quatro tipos de células, todas em contacto íntimo com a membrana basal. As células epiteliais incluem :

- **Células basais:** São células de substituição que estão em contacto com a membrana basal através de receptores chamados "integrinas". Ao multiplicarem-se, dão origem a células filhas que podem regenerar os outros três tipos de células;

- **Células caliciformes:** fabricam, armazenam e excretam mucinas, um componente importante do muco. Depois de terem expelido o seu conteúdo, assumem a forma de um cálice. Ao invaginarem-se no córion, formam glândulas tubuloacinares.

- **Células com microvilosidades:** As microvilosidades aumentam a área da superfície celular. Estas células são ricas em mitocôndrias e retículo endoplasmático liso. Têm uma atividade metabólica intensa. Estão envolvidas na troca de fluidos transepiteliais e na manutenção e renovação da película aquosa periciliar.

- **células ciliadas:** representam quase 80% da população celular.

4.4.2   O córion ou lâmina própria :

Contém uma matriz extracelular com fibras de colagénio, vasos, glândulas seromucosas e células inflamatórias. Em profundidade, o tecido conjuntivo condensa-se para formar um verdadeiro periósteo que é contínuo com o córion. É constituído por três camadas:

- a camada subepitelial: rica em linfócitos, plasmócitos, histiócitos e macrófagos.

- a camada glandular: contém glândulas seromucosas tubuloacinares rodeadas por células mioepiteliais. Surgem da invaginação das células caliciformes do epitélio e participam na produção de muco com as células epiteliais. São mais pequenas e menos numerosas do que nas cavidades nasais e mais abundantes perto do óstio do seio. É feita uma distinção entre células mucosas e células serosas. As células mucosas contêm mucinas e imunoglobulinas (Ig) A. As células serosas sintetizam glicoproteínas, proteínas antibacterianas (lactoferrina, lisozima) e antioxidantes (transferrina e anti-leucoproteases).

- a camada vascular: é formada por uma rede de capilares fenestrados subepiteliais ligados às anastomoses arteriovenosas do córion profundo. Ao contrário das cavidades nasais, não existem vasos de capacitância.

Referências :

[9] Peynegre, Freche, Fontanel, *polipose naso-sinusal*. Société Française d'Oto-rhino-laryngologie et de Chirurgie de la Face et du Cou, 2000.

[10] T. M. Önerci e B. J. Ferguson, eds, *Nasal Polyposis: Pathogenesis, Medical and Surgical Treatment*. Berlim Heidelberg: Springer-Verlag, 2010.

[14] F.ᵉ Legent, L. Perlemuter, Cl. Vandenbrouck, *Cahiers d'anatomie ORL*, 4 éd., vol. 2. Masson, 1986.

[15] SOULTANA RABIE, "polipose nasossinusal: experiência do serviço de otorrinolaringologia do Hospital Moulay Ismail de Meknes (a propósito de 60 casos)", Universidade Sidi Mohammed ben Abdellah, FES, 2015.

[50] B. Young, G. O'Dowd e P. Woodford, *Atlas de histologia funcional de Wheater*. De Boeck supérieur, 2015.

[51] W. Kühnel e B. Samama, *Atlas de poche d'histologie*, 5.ª edição. Paris: Médecine Sciences Publications, 2015.

[52] A. L. Kierszenbaum, P. Validire, e P. Validire-Charpy, *Histologia e biologia celular: uma introdução à anatomia patológica*. Bruxelas: De Boeck, 2015.

Chapitre 5 :   Fisiologia das cavidades nasossinusais :

[29,39,53-55]

5.1   Fisiologia da cavidade nasal :

As fossas nasais, que fazem parte do conjunto das vias respiratórias, não são condutas inertes. O seu papel consiste em adaptar as caraterísticas aerodinâmicas e físico-químicas do ar inspirado. São conhecidas por :

- Função respiratória (resistência nasal, forma, direção, volume e velocidade do fluxo de ar): O ciclo nasal (regulado pelo sistema nervoso vegetativo, simpático e parassimpático) permite uma alternância de descongestionamento entre os lados direito e esquerdo a cada 3 ou 4 horas.

- O ar condicionado funciona aquecendo e humidificando o ar que se respira.

- Purificação por filtração através do tapete mucociliar.

- Fonação (caixa de som).

- Olfato.

5.1.1   Regulação do caudal de ar :

Durante a inspiração, a depressão torácica provoca uma pressão intratorácica negativa que faz passar o ar através das cavidades nasais, cuja morfologia interna regula a forma, a direção e o fluxo do ar que as atravessa.

A caraterística do tráfego aéreo nas cavidades nasais, com os seus movimentos bruscos de densidade para a frente e para trás numa parede atormentada e viscosa, dá origem a um regime turbulento e continuamente instável.

5.1.2   Função de filtragem e purificação:

Os movimentos giratórios do fluxo de ar criados pela arquitetura atormentada da cavidade nasal favorecem o contacto entre o volume de ar inspirado e a mucosa nasal.

Uma grande parte das partículas inaladas colide então com o muco e fica retida nele. São depois expulsas pelo movimento mucociliar.

5.1.3   Humidificação :

Os mecanismos essenciais para compreender a transferência de água do muco, que é constituído por 95% de água, para a corrente de ar inspirada são a convecção e a difusão.

A rede de capilares fenestrados subepiteliais parece desempenhar um papel fundamental na regulação e adaptação rápida das trocas de água. O sistema de regulação semelhante à filtração-reabsorção renal das células microvilosas completa esta regulação.

5.1.4   Aquecimento global :

O sangue a 37°C que circula nos vasos centrais passa constantemente pelos shunts arteriovenosos presentes no córion profundo, aquecendo as cavidades nasais como um sistema de aquecimento central.

5.1.5   Função imunitária :

Esta função está organizada em três eixos:

- primeira linha de defesa epitelial, através da barreira epitelial formada pela disposição celular numa membrana basal que actua como filtro de moléculas e pelo sistema mucociliar graças às enzimas líticas e à IgA secretora.

Esta depuração mucociliar é um elemento fundamental na defesa das vias respiratórias em geral. A sua disfunção, como na fibrose cística ou na discinesia ciliar, predispõe ao desenvolvimento de processos infecciosos e inflamatórios crónicos no aparelho rinossinusal. [56].

- segunda linha de defesa específica: o sistema imunitário ligado à mucosa nasal, através da IgA secretora e de outros componentes do sistema imunitário; desempenha o papel de inibir a adesão bacteriana à superfície da mucosa, neutralizar os vírus e as toxinas e impedir a absorção de antigénios.

- terceira linha de defesa: a inflamação inespecífica, que é continuamente solicitada por factores de inflamação devido à posição da mucosa nasal na linha da frente do trato respiratório.

5.1.6   Função olfactiva :

Para estimular os receptores do nervo olfativo nas cavidades nasais, as moléculas odoríferas transportadas no ar inspirado devem passar pela região da fenda olfactiva. Esta passagem é facilitada pela congestão dos cornetos inferiores durante o ciclo nasal.

5.2   Fisiologia dos seios nasais:

Os seios paranasais são cavidades aéreas escavadas nos ossos do crânio. Apresentam-se como cavidades fisiologicamente silenciosas, cuja homeostase é regida pelas propriedades da sua mucosa, constituída por um epitélio do tipo respiratório, pseudoestratificado cilíndrico ciliado, que participa nas trocas gasosas. E os óstios, que comunicam com as cavidades nasais.

Estes óstios são a passagem obrigatória do ar e o ponto de convergência das diferentes vias de drenagem. A permeabilidade deste orifício e o bom funcionamento da atividade de drenagem mucociliar são determinantes para a manutenção da fisiologia dos seios paranasais.

5.2.1   Fisiologia da mucosa sinusal :

- **Função de condicionamento :**

A mucosa do seio é dotada da propriedade de absorver oxigénio e rejeitar dióxido de carbono e, para além da sua capacidade de secreção, tem uma capacidade de reabsorção. Estes mecanismos podem desempenhar um papel importante na obstrução ostial crónica.

- **Função imunitária :**

Fisiologicamente, o ambiente intra-sinusal é estéril. Morfologicamente, as três linhas de defesa específicas da mucosa respiratória estão presentes.

Mas com uma clara predominância da primeira linha de defesa epitelial, que é representada pelo tapete mucociliar da mucosa do seio.

O muco contém :

As mucinas, que estão presentes na camada viscosa da superfície do muco, neutralizam os microrganismos.

- Lisozimas que são segregadas pelas células serosas. Têm atividade bacteriolítica e estimulam a atividade fagocítica dos leucócitos e macrófagos.

- IgA, que é sintetizada por células plasmáticas na submucosa. São excretadas pelas glândulas seromucosas. Inibem a adesão bacteriana ao epitélio, neutralizam os vírus nas células e promovem a atividade fagocitária das células inflamatórias.

- Transferrina, segregada pelas células serosas. Liga o ferro necessário ao crescimento bacteriano.

- Antioxidantes (transferrina e anti-leucoproteases) que combatem os radicais livres provenientes de produtos tóxicos ou de células inflamatórias.

- **Papel do óxido nítrico (NO) :**

É um radical livre altamente reativo que é produzido em grandes quantidades nos seios nasais. As enzimas responsáveis pela sua produção (NO sintetases) estão presentes nos cílios e nas microvilosidades do epitélio.

Ajuda a manter os seios nasais estéreis, graças às suas propriedades antibacterianas e antivirais e à sua ação sobre a atividade ciliar. É também um marcador de inflamação.

Na idade adulta, a mucosa sinusal produz constantemente NO, que é ativamente libertado no ar inspirado e transportado para os alvéolos pulmonares, onde aumenta a oxigenação do sangue arterial.

A sua concentração no ar expirado nasal diminui em condições em que os seios nasais estão cheios de muco ou os óstios estão bloqueados, como **no** caso da polipose nasossinusal.

- **Mecanismos de defesa dos tecidos :**

Têm lugar na lâmina própria da mucosa do seio. O córion é rico em elementos mononucleares, monócitos, macrófagos, linfócitos e plasmócitos. Todos estes elementos celulares pertencem ao NALT ou tecido linfoide associado à mucosa nasossinusal.

É aqui que a IgA e a IgA secretora são segregadas, passando depois para o muco. Contém também linfócitos T-helper.

5.2.2   Fisiologia do óstio :

O óstio representa uma zona de transição entre a mucosa nasal e a mucosa sinusal, protegendo o seio e ajudando a manter as constantes fisiológicas intra-sinusais.

A ventilação trans-ostial dos seios nasais assegura a renovação contínua do ar intra-sinusal e compensa as trocas gasosas transmucosas.

- Ar intra-sinusal :

Tem uma composição diferente do ar inspiratório e expiratório, com 2,2% de CO2 e 17,5% de O2 . É 2°C mais frio do que a temperatura corporal e tem uma humidade elevada que pode atingir 100%. A pressão intra-sinusal está em equilíbrio com a pressão atmosférica, com variações consoante o contexto (o esforço físico ou o assoar do nariz aumentam a pressão e a inalação diminui).

- Trocas gasosas transmucosas :

O ar no seio nasal provém de trocas gasosas trans-ostiais e trans-epiteliais. As trocas gasosas através do óstio são efectuadas principalmente por difusão.

A mucosa sinusal é permeável aos gases e permite trocas entre a cavidade sinusal e o sangue que a irriga. Na ausência de renovação do ar sinusal, as trocas gasosas transepiteliais tendem a manter o equilíbrio.

Se o óstio estiver obstruído, a pressão parcial de oxigénio diminui e a pressão parcial de CO2 aumenta. A atividade ciliar diminui e o muco fica estagnado. Verifica-se uma proliferação secundária de bactérias e uma hipertrofia inflamatória da mucosa, o que aumenta a obstrução do óstio.

Referências :

[29] R. Jankowski, *Du dysfonctionnement naso-sinusien chronique au dysfonctionnement ostio-meatal*. Paris: Société Française d'Oto-rhino-laryngologie et de Chrurgie de la Face et du Cou, 2006.

[39] H. Levine e M. P. Clemente, *Sinus Surgery: Endoscopic and Microscopic Approaches*. Thieme, 2005.

[53] R. Jankowski e C. Rumeau, "Physiology of the ostium of the paranasal sinuses: endoscopic observations", *Ann. Fr. Oto-Rhino-Laryngol. Pathol. Cervico-Faciale*, vol. °135, n 2, pp. 144-145, abr 2018, doi: 10.1016/j.aforl.2017.09.005.

[54] E. Masson, "Physiology of the paranasal sinuses", *EM-Consulte*. https://www.em-consulte.com/article/30716/physiologie-des-sinus-paranasaux (acedido em 26 de março de 2019).

[55] J. M. Klossek, "La physiologie naso-sinusienne", *Rev. Fr. Allergol. Immunol. Clin*, vol. °38, n 7, p. 579-583, Jan. 1998, doi: 10.1016/S0335-7457(98)80121-4.

[56] A. Wanner, M. Salathé, and T. G. O'Riordan, "Mucociliary clearance in the airways", *Am. J. Respir. Crit. Care Med*, vol. °154, n 6 Pt 1, pp. 1868-1902, Dez. 1996, doi: 10.1164/ajrccm.154.6.8970383.

Chapitre 6 : Etiopatogénese

6.1 Epidemiologia :

6.1.1 Frequência:

A prevalência de PNS na população em geral foi estimada aproximadamente entre 1 e 4%, embora a multiplicidade de definições sugira uma sobrestimação da PNS [2,57,58].

Relatórios anteriores sugeriam uma prevalência que variava entre 0,2 [59] à 2,2% [60]e estudos de autópsia relataram uma incidência de PNS bilateral variando de 1,5 [61] à 2% [4].

6.1.2 Idade :

Foi sugerido que a incidência de SNP aumenta com a idade. Settipane [62] relatou que a sua frequência atinge o pico em pacientes com 50 anos ou mais. Além disso, relatou que os asmáticos com mais de 40 anos de idade tinham quatro vezes mais probabilidades de ter SNP do que aqueles com menos de 40 anos (12,4 vs 3,1%, p<0,01).

Larsen et al [57] relataram resultados semelhantes numa população uniforme de doentes dinamarqueses. Num total de 252 doentes, observaram que a SPN era mais frequente em doentes com idades compreendidas entre os 40 e os 60 anos. Para além disso, a sua presença em doentes com mais de 80 anos de idade era improvável. A idade média aquando do diagnóstico da SPN foi de 51 anos para os homens e 49 anos para as mulheres.

A descoberta de PNS em crianças é extremamente rara. A sua incidência em doentes com menos de 16 anos de idade situa-se entre 0,1 [62] e 0,216% [57].

6.1.3 Género :

Tal como acontece com a idade, a literatura varia quanto ao impacto do género no desenvolvimento da PNS. Settipane [63] examinando 211 doentes com SNP, encontrou uma distribuição igual de homens e mulheres, 50,2% versus 49,8%, respetivamente.

Mais recentemente, com base no sistema nacional de seguro de saúde dinamarquês, Larsen et al [57] identificando os doentes tratados para a SPN, esta coorte mostrou um aumento da incidência da SPN nos homens com mais de 20 anos, em comparação com as mulheres da mesma idade. O rácio homem/mulher de doentes com SPN foi de 2,9 na faixa etária dos 40-50 anos e de um máximo de 6,0 na faixa etária dos 80-89 anos.

A incidência foi igualmente elevada em homens e mulheres com idades compreendidas entre os 40 e os 69 anos. Neste grupo, a PNS estava presente em 1,68 homens e 0,82 mulheres por mil por ano [57].

6.1.4 Factores contributivos:

Várias co-morbilidades, como a rinite alérgica, o estado atópico generalizado e a asma, têm sido propostas como factores incriminatórios na génese da PNS. No entanto, os dados relativos a estas associações têm sido objeto de investigações em curso e de discrepâncias entre autores. Também têm sido relatadas variações na prevalência em função de factores demográficos, incluindo a idade e o sexo. Além disso, existem factores hereditários e variações étnicas que devem ser tidos em conta.

6.1.4.1 Factores ambientais :

Alguns factores ambientais podem ter influência na SNP, incluindo o clima, a poluição, o tabagismo e os alergénios. Embora alguns doentes refiram uma melhoria ou um agravamento devido a factores climáticos, estes últimos parecem desempenhar um papel negligenciável.

Não existem dados na literatura sobre o papel dos factores climáticos, provavelmente devido ao papel insignificante que desempenham, uma vez que a SFN é encontrada em todos os climas e altitudes. Raramente são observadas alterações na expressão clínica sazonal da SFN.

A influência da poluição nas doenças alérgicas e na rinite foi objeto de alguns estudos, incluindo um único estudo francês sobre SNP [64]. Este estudo prospetivo multicêntrico francês, que envolveu 224 doentes, clarificou a responsabilidade de factores ambientais como a poluição urbana. Não foi encontrada qualquer diferença significativa entre a incidência de PNS nas zonas rurais e urbanas, pelo que a poluição não parece ser um fator determinante.

6.1.4.2 Alergia e asma :

Se, durante muito tempo, desde o tempo de Younge em 1907 [65]a polipose foi frequentemente considerada uma doença alérgica, é atualmente aceite que não está associada à atopia. No máximo, em alguns pacientes, a atopia pode ser considerada um fator de agravamento.

O aumento da IgE observado em certos SNP poderia ser uma consequência da polipose e não uma causa: para alguns, a existência nos pólipos de superfícies epiteliais desgastadas facilitaria a sensibilização a pneumalergénios [66]. Outros questionam a própria existência desta abrasão epitelial [65].

A idade tardia de início da SNP, a natureza frequentemente intrínseca da asma por vezes associada, e a precessão por um NARES em alguns casos, não são argumentos a favor da hipótese alérgica. [65,67].

Além disso, um mecanismo alérgico só pode ser considerado como o principal fator fisiopatológico numa percentagem muito pequena de casos, como a sinusite fúngica alérgica [68].

Por outro lado, vários estudos actuais apontam para o papel da alergia microbiana na génese de certos PNS. Medindo anticorpos IgE específicos para proteínas purificadas extraídas de 16 tipos de bactérias no soro de pacientes com pólipos, concluem que a hipersensibilidade dependente de IgE pode ser causada pela sensibilização a bactérias que infectam os seios nasais.

Mais recentemente, os autores tentaram distinguir entre SNP alérgicos e não alérgicos, quer pela diferença nas células inflamatórias envolvidas, quer pela diferença no perfil de citocinas segregadas [69-71]. As publicações clássicas sugeriram que a formação de pólipos é o produto de uma reação alérgica, devido a uma certa atopia por inalação de alergénios. Embora esta relação pareça intuitiva, os dados actuais sugerem que esta associação é fraca.

A prevalência de SNP em pacientes com rinite alérgica está estimada em 1,5 [63] e 1,7% [72]Esta taxa é próxima da da população em geral.

Grandes estudos de coorte mostraram uma forte associação entre asma e SNP, enquanto a relação entre atopia e SNP sempre foi questionada. Settipane [62] num estudo com mais de 2.000 pacientes, relatou que a SNP era mais comum em pacientes asmáticos não alérgicos do que em pacientes asmáticos alérgicos (13 vs. 5%, p<0,01).

Estes dados foram corroborados por Grigoeras et al [72]que analisaram 3817 doentes gregos com rinite crónica e asma. Globalmente, a incidência de NFS nesta população foi de 4,2% e a prevalência de NFS foi maior nos asmáticos não alérgicos do que nos asmáticos alérgicos (13 vs 2,4%). Verificou-se uma associação entre a SFN e a alergia perene permanente, ao contrário da alergia sazonal.

Outros estudos [73] examinaram a forma como factores como o SNP e a atopia se podem correlacionar com a gravidade da RSC, medida pela TC.

Num grupo de 193 doentes com RSC, a análise estatística revelou que a atopia era significativamente mais prevalente no subgrupo de RSC sem pólipos (32,3%) em comparação com os doentes com pólipos (27,5%). Embora a pontuação média de Lund-Mackay fosse ligeiramente mais elevada nos doentes atópicos do que nos não atópicos (14,2 versus 12,3, p = 0,05). Em contraste, o aumento da gravidade radiológica foi observado no subgrupo de RSC com pólipos. Globalmente, estes dados sugerem que a presença de pólipos não está associada à atopia, que é um melhor preditor da evolução radiológica da doença.

Um estudo semelhante [74] examinou 106 doentes num lar de idosos, 49% dos quais eram atópicos com base na titulação do teste cutâneo. No geral, não houve diferença na prevalência de SFN entre pacientes atópicos e não atópicos (38 vs 37%).

No entanto, a presença de asma foi um preditor independente para a existência de SNP, que foi observada em 57,6% dos asmáticos em comparação com 25% dos não asmáticos (p = 0,0015). Tal como anteriormente, a pontuação de Lund-Mackay foi mais elevada nos asmáticos não atópicos, seguida dos asmáticos atópicos e depois dos não asmáticos. Como esperado, o mesmo escore foi mais alto no grupo SFN, mas é importante notar que essa associação foi independente do status atópico dos pacientes.

Em resumo, estes dados indicam que os doentes asmáticos têm maior probabilidade de ter pólipos do que os não asmáticos.

Além disso, verificou-se que a presença de asma e de pólipos era um fator de previsão significativo da gravidade da doença, medida pela pontuação de Lund-Mackay. Em contraste, a atopia não parecia estar relacionada ou talvez estivesse fracamente relacionada com o crescimento dos pólipos ou com a progressão radiológica da doença.

6.1.4.3 Fator genético :

A hereditariedade genética tem sido sugerida como um possível fator etiológico da PNS. Estudos sugerem que até 14% dos doentes com esta doença têm uma história familiar de PNS [75].

Num relatório de gémeos com asma dependente de corticosteróides, apenas um apresentava intolerância à aspirina e SFN, enquanto o outro não apresentava estas caraterísticas fenotípicas. [76].

Para demonstrar as associações familiares na PNS, um estudo (57) de 174 doentes com PNS revelou que 25% dos doentes tinham um familiar de primeiro grau com PNS. Dos 44 pacientes com a tríade de Widal, 36% tinham um parente de primeiro grau com PNS. Para além disso, 32% dos doentes com SNS também tinham asma e 30% tinham um familiar de primeiro grau com SNS.

Embora a predisposição genética para a formação de pólipos seja um fator importante, não existe um padrão claro de hereditariedade na grande maioria dos casos de SNP [77].

6.1.4.4 Intolerância à aspirina :

Os SNP são frequentemente observados em doentes intolerantes à aspirina (ácido acetilsalicílico) ou a medicamentos anti-inflamatórios não esteróides (AINE). Neste subgrupo de doentes, estes medicamentos induzem um ataque agudo de asma nos 30 a 90 minutos após a ingestão. [78].

Esta "tríade" de sintomas (asma brônquica, PNS e intolerância à aspirina) é frequentemente designada por tríade de Samter, tríade ASA ou tríade de Fernand Widal. Nos doentes com esta tríade, pensa-se que a aspirina provoca uma resposta brônquica aguda associada a rinorreia e obstrução nasal. [79].

A intolerância à aspirina que causa urticária sem broncoespasmo não está associada à SFN. Estima-se que até 50% dos doentes com intolerância à aspirina têm NFS e 36% dos doentes com NFS podem ter alguma forma de intolerância a analgésicos. [62]. No entanto, considerando todos os pacientes submetidos à cirurgia endoscópica dos seios paranasais, incluindo RSC com e sem pólipos, aproximadamente 4,6% apresentaram a tríade de Fernand Widal [80].

É provável que se forme uma tríade completa ao longo do tempo. Inicialmente, os doentes podem apresentar rinite crónica. Dentro de 5 a 10 anos, a asma induzida por aspirina tornar-se-á evidente. Pouco tempo depois, os pólipos tornam-se proeminentes [81].

A rinite não alérgica com eosinofilia (NARES) foi proposta como um precursor da tríade de Fernand Widal. Foi demonstrado que as células epiteliais dos pólipos na síndrome de Fernand Widal apresentam anomalias das membranas basais e a produção de eicosanóides induzida pela aspirina (produtos derivados do metabolismo do ácido araquidónico, incluindo prostaglandinas, tromboxanos e leucotrienos), o que acaba por conduzir à intolerância à aspirina. 82,83][.

A polipose na tríade de Fernand Widal representa provavelmente um caso único de inflamação grave. É mais recalcitrante ao tratamento médico ou à intervenção cirúrgica. Além disso, a resposta à cirurgia em doentes com síndrome de Fernand Widal é universalmente má. São submetidos a cerca de dez vezes mais intervenções cirúrgicas do que os doentes tolerantes à aspirina. Além disso, os doentes têm uma taxa significativamente mais elevada de recorrência de sintomas (obstrução nasal, dor facial, jetage posterior e anosmia), recorrência de pólipos aos 6 meses de seguimento e nenhuma melhoria estatística no FEV1 (volume expiratório forçado num segundo) [80,84].

6.1.4.5 Rinossinusite fúngica alérgica :

Classicamente, o diagnóstico de rinossinusite alérgica fungóide (ARFS) é feito quando os cinco critérios seguintes estão presentes:

-Hipersensibilidade de tipo I a Damatiae micótica,

-presença de pólipos nasais,

-Densificações com pseudo-calcificações descobertas no exame do nasosinus,

-mucina rica em eosinófilos, trufas aspergilares e cristais de Charcot-Leyden. No entanto, não havia invasão fúngica profunda da mucosa do seio,

-e amostragem de muco sinusal com um conteúdo fúngico positivo.

Um doente suspeito de ter RSFA raramente apresenta todos os cinco critérios. No entanto, o diagnóstico pode ser efectuado com base na suspeita clínica e intra-operatória através da observação de muco eosinofílico e pólipos. A coloração para elementos fúngicos em biópsias intra-operatórias demonstrou ser inconsistente, mesmo em pacientes com forte suspeita de RSFA. [8585-87][

A incidência de AFSR não foi bem estabelecida, mas as caraterísticas dos pacientes provavelmente influenciam a manifestação da doença. Aproximadamente 5-10% dos pacientes com RSC com pólipos têm RSFA. [86,88]]

É tipicamente uma doença de adultos jovens, com uma idade média de diagnóstico de 22 anos [89] e 28 anos [90]o que é significativamente mais baixo do que o observado em doentes sem RSFA. Estudos têm sugerido que existe uma maior prevalência de RSFA em regiões com um clima mais húmido.

Relatórios recentes sugeriram que o baixo estatuto socioeconómico também pode desempenhar um papel importante. Num centro médico terciário na Carolina do Sul, uma proporção significativa de doentes com RSFA (24,1%) não tinha seguro ou era beneficiário do Medicaid, em comparação com 5,2% dos doentes com RSC com pólipos sem RSFA. Além disso, uma grande percentagem do grupo com RSFA era afro-americana (61,1%) e residia num condado com uma maior proporção de pessoas em situação de pobreza avançada. [90].

6.1.4.6 Factores étnicos e geográficos :

Uma vez que o mecanismo exato da formação de pólipos continua a ser objeto de investigação, as variações étnicas e geográficas surgiram como um potencial modificador da fisiopatologia.

Numa população caucasiana, os pólipos tinham um elevado componente eosinofílico, provavelmente devido ao controlo de feedback da interleucina (IL) -5 [91]. Para além da IL-5, a eotaxina e as proteínas eosinofílicas estão significativamente elevadas no homogenato de pólipos, indicando uma amplificação da inflamação eosinofílica [92].

Além disso, o fator de crescimento TGF-b1, uma citocina conhecida por estimular a matriz extracelular e inibir a síntese de IL-5, está desregulado nos pólipos. Portanto, uma cascata de citocinas que leva à superprodução de IL-5, com regulação negativa de TGF-b1, pode potencializar a resposta dos eosinófilos e ter efeitos deletérios na matriz extracelular simultaneamente [92,93].

Nos países asiáticos, o padrão é mais neutrofílico do que eosinofílico. No entanto, a manifestação clínica da PNS permanece semelhante entre asiáticos e caucasianos. [94]

Zhang et al [95] tentaram caraterizar as variações observadas nos pólipos asiáticos. Foram recolhidas amostras de tecido de pólipos de 27 doentes chineses da província de Guangdong, na China. A maioria dos doentes asiáticos tinha sido tratada com esteróides nasais e antibióticos e alguns tinham recebido medicamentos chineses à base de plantas. As amostras foram comparadas com um grupo de doentes belgas brancos.

Nos chineses, a incidência de eosinófilos nos pólipos foi significativamente menor (p<0,01).

Um estudo coreano [96] mostrou uma preponderância semelhante de pólipos não eosinofílicos. Dos 30 doentes com NFS incluídos no estudo, não só 66,7% dos casos eram não eosinofílicos, como também a espessura da membrana basal dos seus pólipos era muito mais fina no grupo não eosinofílico do que no grupo eosinofílico (8,2 ± 3,5 vs 13,9 ± 4,5 mm).

Verificou-se que [91]q ue 10 casos de pólipos asiáticos continham IgE dirigida contra enterotoxinas de Staphylococcus aureus (ESA), o que é consistente com dados previamente relatados de que um terço dos caucasianos com SNP e asma têm IgE para ESA. Tal como nos caucasianos, a IgE tecidular e a IL-2R estão elevadas nos pólipos asiáticos. O TGF-b1 foi significativamente regulado para baixo nos pólipos asiáticos em comparação com os controlos de corno inferior. Além disso, o TGF-b1 foi extremamente baixo nos pólipos com IgE para ESA, sugerindo um efeito modulador das enterotoxinas estafilocócicas. Este achado já foi observado em caucasianos.

É evidente que a fisiologia da polipose varia entre asiáticos e caucasianos, mas as investigações sobre outras minorias étnicas e origens raciais foram limitadas.

Uma colaboração entre três departamentos de otorrinolaringologia de diferentes continentes, Eritreia (África), China (Ásia) e Suíça (Europa), tentou caraterizar melhor a variação racial dos pólipos. [96].

Neste relatório, os participantes africanos e chineses não receberam esteróides ou antibióticos no pré-operatório, enquanto os caucasianos foram tratados no pré-operatório com Prednisolona 1mg/kg/dia durante 5 dias e Trimetoprim/Sulfametoxazol durante 10 dias. Em comparação com os chineses e os caucasianos, os africanos apresentavam uma doença mais progressiva com polipose ulcerada extensa. A densidade de eosinófilos foi também mais elevada nos pólipos dos doentes africanos (p<0,001) em comparação com os pólipos chineses e caucasianos. Não se registou qualquer diferença na contagem de eosinófilos entre os doentes chineses e caucasianos. As células plasmáticas e os linfócitos eram abundantes nos pólipos chineses e caucasianos e raros nos pólipos africanos. Não foi observada qualquer diferença no número de mastócitos em todos os grupos.

Infelizmente, os doentes incluídos nestas análises não foram padronizados em termos de tratamento pré-operatório. A coorte caucasiana tinha sido tratada com esteróides pré-operatórios, o que teria provavelmente eliminado a presença de mediadores inflamatórios nas biopsias de pólipos.

A principal causa destas disparidades deve-se provavelmente à diferente situação socioeconómica entre os países do estudo, o que resulta numa variação significativa no acesso dos doentes aos cuidados de saúde e, provavelmente, afecta os dados moleculares. Embora os pólipos de doentes caucasianos e asiáticos possam apresentar diferenças celulares e moleculares, é possível que os pólipos de doentes africanos também apresentem variações no perfil celular e molecular.

6.2   Patogénese :

6.2.1   Introdução :

Um conjunto crescente de provas sugere que a PNS é uma manifestação clínica de uma possível coexistência de múltiplos factores imunológicos.

Os mecanismos subjacentes que contribuem para a inflamação nasal crónica observada na PNS ainda não são totalmente compreendidos.

Vários grupos de investigação têm-se concentrado em explorar o papel das células epiteliais da mucosa nasossinusal, do sistema imunitário do hospedeiro e dos agentes patogénicos na patogénese da SFN. Existe a hipótese de que uma barreira epitelial nasossinusal deficiente pode levar a uma maior exposição a agentes patogénicos inalados, antigénios e partículas que, no contexto de uma resposta imunitária desregulada do hospedeiro, podem promover a inflamação crónica [57,58,97].

Em condições normais e saudáveis, as células epiteliais que revestem a mucosa nasal não só formam uma barreira física para proteger o hospedeiro dos agentes patogénicos inalados e das partículas respiratórias, como também desempenham um papel essencial na depuração mucociliar e na defesa imunitária do hospedeiro. Na RSC com pólipos, a barreira epitelial nasossinusal é defeituosa, levando ao aumento da permeabilidade dos tecidos, à diminuição da resistência epitelial e à destruição do tapete mucociliar.

No entanto, a razão pela qual a barreira epitelial é defeituosa na RSC com pólipos continua por esclarecer. Pode ser que as células epiteliais sejam intrinsecamente anormais [98]. Alternativamente, factores extrínsecos específicos da RSC com pólipos poderiam alterar uma barreira epitelial intacta e induzir as lesões observadas neste caso [99].

Outros elementos de defesa epitelial estão também alterados na RSC com pólipos, levando a uma diminuição da depuração mucociliar, à redução da secreção de proteínas de defesa antimicrobiana e à degradação da barreira epitelial.

Estas anomalias podem levar à exposição crónica a moléculas patogénicas e não patogénicas e ao desenvolvimento de uma resposta inflamatória crónica. [58]

A desregulação do sistema imunitário do hospedeiro também tem sido extensivamente avaliada na RSC com pólipos. Esta doença foi originalmente classificada como uma resposta inflamatória do tipo 2, com aumento da eosinofilia tecidular.

Estudos demonstraram também que a RSC com pólipos aumenta o número de basófilos, células linfóides e mastócitos. Além disso, as citocinas do tipo 2, incluindo IL-5 e IL-13, bem como TSLP (estroma tímico derivado de células epiteliais linfopoiéticas) . Embora o ambiente inflamatório na SRC com pólipos tenha sido amplamente caracterizado, os eventos e sinais específicos que desencadeiam esta resposta não estão bem definidos. [58]

Finalmente, os agentes patogénicos podem contribuir direta e indiretamente para a patogénese da RSC com pólipos.

6.2.2   Factores extrínsecos :

A responsabilidade de factores extrínsecos na PNS não parece ter o apoio da maioria dos autores, em particular a responsabilidade de um possível fator alérgico. Se não como factores que agravam a patologia do pólipo (ver factores favorecedores).

6.2.3   Factores intrínsecos :

6.2.3.1 Factores histopatológicos :

Isto é evidenciado pelo papel ativo do epitélio nasal na proliferação celular e pela rica população de células inflamatórias encontrada nos pólipos. A fisiopatologia da PNS envolve tanto factores epiteliais como inflamatórios.

Parece existir um certo polimorfismo na estrutura dos pólipos, embora a sua histologia seja considerada não específica e tenha sido descrita durante muito tempo como monomórfica.

Embora a estrutura fibro-edematosa e o infiltrado inflamatório continuem a ser as principais caraterísticas histológicas dos pólipos, outras anomalias são classicamente encontradas: atipia celular associada a manchas de metaplasia; e áreas de queratinização com metaplasia plana de células colunares [100].

Classicamente, os pólipos podem ser classificados histologicamente em pólipos edematosos, glandulares e fibrosos, o que levou ao desenvolvimento de várias teorias sobre a sua formação, que já não parecem suficientes para explicar a génese da doença.

Trabalhos experimentais recentes deram origem à teoria da "rutura epitelial" e da reparação anormal da mucosa respiratória [101].

Pensava-se que o pólipo edematoso, de longe o mais comum, era o resultado do aumento da permeabilidade vascular, do bloqueio do retorno linfático e, mais recentemente, de perturbações da permeabilidade iónica do epitélio nasal.

Nos pólipos, observam-se múltiplas modificações estruturais dos vasos capilares. Embora o número de capilares presentes nos pólipos pareça ser significativamente menor do que o encontrado na mucosa dos cornetos inferiores, a sua permeabilidade é muito maior nos pólipos. Isso poderia contribuir para a formação de edema do córion. [102]

Mais recentemente, foram demonstrados distúrbios da permeabilidade iónica no epitélio dos pólipos, levando a um aumento da absorção de sódio e da permeabilidade ao cloro, o que poderia contribuir para a formação de pólipos. Estas anomalias na permeabilidade ao cloro parecem estender-se para além do epitélio e atingir os fibroblastos que constituem o córion dos pólipos, um papel na proliferação de fibroblastos que ainda é debatido [103].

O pólipo do tipo glandular, dominado por glândulas superficiais com ducto excretor curto e glândulas profundas com ducto excretor longo, obedece à teoria da dilatação cística das glândulas submucosas, conhecida como teoria glandular, e o tamanho do pólipo é proporcional ao grau de dilatação dessas glândulas. [104]

Finalmente, o tipo fibroso, no qual predominam a proliferação fibroblástica e as fibras de colagénio, foi considerado um pólipo cicatrizado ou envelhecido. [105]

Com base nesta classificação histológica dos pólipos, foram desenvolvidas várias teorias sobre a sua formação, mas os numerosos estudos experimentais desenvolvidos recentemente e o melhor conhecimento do papel do epitélio nasal permitiram que estas teorias fossem postas em causa. Esta classificação histológica parece atualmente insuficiente para explicar os mecanismos fisiopatológicos da formação dos pólipos.

6.2.3.2 Factores celulares inflamatórios :

O fator comum encontrado em todos os SNP é a inflamação crónica da mucosa respiratória, como evidenciado pela rica população celular encontrada nos pólipos e na mucosa nasal circundante. O infiltrado inflamatório é constituído por diferentes tipos de células, consoante a natureza da polipose.

- Nas poliposes ditas "primárias", as mais frequentes e as associadas à tríade de Fernand Widal, o infiltrado celular inflamatório caracteriza-se principalmente pela presença de eosinófilos activados.

- Na chamada polipose "secundária", encontrada na fibrose cística e na discinesia ciliar, predominam os neutrófilos.

Esta subdivisão é artificial e a contagem elevada de neutrófilos parece ser o resultado da infeção local frequentemente presente na chamada polipose "secundária", em que os processos de defesa estão comprometidos. [106].

6.2.3.2.1 Papel da célula polinuclear eosinofílica

Os eosinófilos são consistentemente encontrados nos chamados SFN "primitivos", tanto nas secreções nasais como no próprio tecido do pólipo. Estes desempenham um papel ativo na perpetuação e manutenção da reação inflamatória, devido ao seu elevado teor de receptores de membrana e mediadores activos. Esta infiltração eosinofílica pode dever-se ao aumento da migração dos eosinófilos circulantes para a mucosa nasal associado a uma sobrevivência exagerada que favorece a sua retenção nesta mucosa [9].

-Mecanismos biológicos de recrutamento de eosinófilos: O recrutamento de eosinófilos para o local da inflamação é um processo complexo cuja regulação depende de citocinas e quimiocinas. A interleucina (IL) 5 e *o fator estimulador de colónias de granulócitos e macrófagos* (GM-CSF) parecem desempenhar um papel fundamental no recrutamento de eosinófilos [107,108].

Os mecanismos de ação destas duas moléculas são :

- indução da proliferação eosinofílica na medula óssea;

- a libertação de eosinófilos da medula óssea para a corrente sanguínea;

- inibição da apoptose dos eosinófilos.

Outras moléculas, incluindo as quimiocinas eotaxina (EO) e RANTES (*regulated on activation normal T cells expressed and secreted*), estão significativamente elevadas nos pólipos. Pensa-se que desempenham um papel no recrutamento e ativação dos eosinófilos. Além disso, pensa-se que a EO desempenha um papel sinérgico com a IL5 na ativação da migração tecidular dos eosinófilos. [109].

Para além de serem segregadas pelas células inflamatórias, incluindo o próprio eosinófilo, estas várias citocinas e quimiocinas são também segregadas pelas células epiteliais respiratórias presentes no tecido inflamatório alvo.

-Mecanismos biológicos de sobrevivência e manutenção tecidual dos eosinófilos: A manutenção da infiltração eosinofílica no SFN é explicada por :

- inibição da apoptose dos eosinófilos ;

- a ação de moléculas de adesão expressas nos tecidos-alvo.

A molécula de adesão intercelular-1 (ICAM-1) é altamente expressa na superfície das células epiteliais respiratórias activadas nos pólipos e é o principal suporte para a fixação dos eosinófilos. A ICAM-1 é expressa sob a influência de mediadores pró-inflamatórios libertados por mastócitos, eosinófilos e pelas próprias células epiteliais.

Tal como no caso do recrutamento de eosinófilos, existe um verdadeiro circuito que estimula a sobrevivência e a manutenção dos eosinófilos no interior dos próprios pólipos [110,111].

-Mecanismos que iniciam a eosinofilia tecidular na polipose: Foram propostos vários mecanismos que iniciam a eosinofilia tecidular na polipose.

O papel da alergia dependente de IgE : O papel da alergia na polipose continua a ser debatido, mas a maioria concorda que, embora seja um mecanismo atrativo para explicar a eosinofilia tecidular na polipose, não pode ser considerado como uma causa inequívoca da polipose.

Assim, embora a alergia dependente de IgE não possa, por si só, explicar o desenvolvimento da SFN, parece legítimo pensar que pode contribuir para a eosinofilia tecidular da polipose, quando estas duas condições estão associadas. 112,113][

O papel da infeção local: As infecções bacterianas ou virais são há muito consideradas oportunistas na PNS, na maioria das vezes secundárias à retenção após obstrução nasal.

No entanto, três mecanismos ligados à infeção nasossinusal local têm sido sugeridos na tentativa de explicar a eosinofilia na SFN:

- o primeiro mecanismo é o de uma alergia bacteriana desenvolvida após uma infeção local, responsável por uma inflamação eosinofílica crónica da mucosa nasal [70] ;

- o segundo mecanismo é o desenvolvimento de uma reação inflamatória crónica, na sequência de uma infeção local pelo rinovírus, que induz uma produção específica de IL8 pelas células epiteliais nasais. Esta IL8 participa no recrutamento de neutrófilos e leva ao estabelecimento da reação inflamatória secundária. A persistência de neutrófilos no local pode levar a uma inflamação crónica e ao recrutamento de outras células inflamatórias. A infiltração eosinofílica é, portanto, secundária à infiltração neutrofílica e, em determinadas condições, pode levar ao desenvolvimento de polipose. [69,114,115] ;

- O terceiro mecanismo é o stress local sobre a mucosa nasal. Este seria induzido por uma infeção responsável por um afluxo de eosinófilos secundário à expressão local de cininas, que leva ao desenvolvimento de uma reação tecidular inflamatória local. Pensa-se que esta inflamação neurogénica associada à hiperadrenalina nasal conduza à infiltração de tecido eosinofílico, caraterística da *síndrome de rinite eosinofílica não alérgica* (NARES), que é conhecida por ter o potencial de evoluir para polipose. [116,117].

Papel dos leucotrienos: O seu papel nos SNP foi sugerido com base nos mecanismos fisiopatológicos encontrados na intolerância à aspirina. Trata-se de uma perturbação do metabolismo de degradação dos fosfolípidos membranares e, mais particularmente, do ácido araquidónico, que resultaria numa produção exagerada de leucotrienos, com uma diminuição significativa da relação entre os produtos de degradação da ciclo-oxigenase (tromboxano B2, prostaglandinas E2 e F1 alfa) e os produtos de degradação da lipo-oxigenase (leucotrienos B4 e C4). [117,118]]

Pensa-se que estes últimos, com as suas propriedades pró-inflamatórias e vasoactivas, provocam uma reação inflamatória crónica com eosinofilia tecidular. Esta eosinofilia é formada pela ação combinada de moléculas pró-inflamatórias libertadas secundariamente e do leucotrieno B4, que tem um efeito quimiotático nos eosinófilos. Os eosinófilos recrutados e activados são capazes de participar na auto-manutenção da reação inflamatória através da secreção de várias citocinas, leucotrienos C4 e prostaglandinas. 9,119][

Papel do microambiente tecidular: Este envolve predominantemente células epiteliais e endoteliais e fibroblastos na geração e manutenção da reação inflamatória. Este grupo de células, auto-ativado pela expressão de factores pró-inflamatórios, participa no recrutamento e manutenção da eosinofilia no tecido alvo. Esta auto-ativação dos vários grupos de células que constituem os pólipos fornece a base para a teoria do microambiente. [9]

O papel de uma anomalia autócrina na ativação dos eosinófilos: Baseia-se numa anomalia primária na fisiologia dos eosinófilos, que levaria à sua auto-ativação, assegurando assim a sua sobrevivência e manutenção no tecido alvo. A anomalia primária pode situar-se ao nível do recetor de membrana dos eosinófilos para a IL5, e envolveria esta citocina predominantemente na teoria "autócrina" da eosinofilia tecidular na SFN. [107]

6.2.3.2.2 Papel dos mastócitos :

O papel dos mastócitos na SFN é controverso. A descoberta de factores de crescimento dos mastócitos, incluindo o *fator de células estaminais* (SCF) no pólipo, apoia a hipótese de recrutamento e ativação dos mastócitos que participam na ativação eosinofílica através de citocinas pró-inflamatórias segregadas pelos mastócitos. Esta hipótese é apoiada por outros estudos que demonstram a infiltração de mastócitos na polipose, independentemente de qualquer alergia associada. [120,121]

6.2.3.2.3 Papel dos linfócitos :

O papel dos linfócitos na PNS é também objeto de debate. Alguns autores avançaram com a hipótese de uma disimunidade mediada por células com infiltração eosinofílica secundária, na sequência da demonstração de uma redução significativa do rácio de linfócitos TH8 "supressores" em relação aos linfócitos TH 4 "auxiliares" na SFN.

No final, outros estudos não confirmaram esta hipótese, mostrando rácios TH8/TH4 comparáveis entre os pólipos e os tecidos circundantes. Isto sugere que os linfócitos na polipose são uma caraterística da reação inflamatória e não da polipose em si. 9,122,123][

6.2.3.2.4 Papel dos neutrófilos :

Os neutrófilos polinucleares podem desempenhar um papel ativo na chamada polipose "secundária" devido à frequência de superinfecções nestas áreas.

6.2.3.3 Factores celulares epiteliais: o papel do epitélio

O epitélio do trato respiratório está constantemente sujeito a uma variedade de tensões externas, que podem danificar as células epiteliais, separá-las da membrana basal ou mesmo romper a membrana basal. Em qualquer dos casos, o restabelecimento da integridade estrutural e funcional do epitélio exige um processo de reparação que combina a migração, a proliferação e a diferenciação das células epiteliais respiratórias. Estes fenómenos estão intimamente dependentes das interações entre as próprias células e entre as células e a matriz extracelular. [124]

Envolvimento direto das células epiteliais no mecanismo da inflamação crónica: A subdivisão em polipose eosinofílica primária e polipose secundária sem eosinófilos permite um estudo separado e mais preciso dos mecanismos fisiopatológicos da SFN.

- Polipose eosinofílica ou primária :

Durante a reação inflamatória, o epitélio nasal desempenha um papel ativo graças a vários mediadores, que recrutam e activam as células inflamatórias, que por sua vez segregam mediadores pró-inflamatórios. Estas moléculas participam no recrutamento e na ativação de outras células inflamatórias, agindo ao mesmo tempo sobre as células epiteliais e estruturais (fibroblastos e células endoteliais) da mucosa respiratória.

A célula epitelial é, portanto, um ator-chave na reação inflamatória, sobretudo porque está na linha da frente quando confrontada com estímulos e ataques do ambiente externo.

Os mediadores da inflamação, incluindo as citocinas, desempenham um papel central através da sua potente ação pró-inflamatória ou, no caso de algumas, anti-inflamatória, bem como através da sua organização em rede.

Esquematicamente, durante a reação inflamatória, é feita uma distinção entre citocinas de resposta precoce e citocinas de resposta tardia:

- **as citocinas "precoces"** das fases de iniciação e de propagação da inflamação caracterizam-se pelas suas acções potentes mas inespecíficas *(fator de necrose tumoral* [TNF-a] e IL1).

- **As citocinas "tardias"**, denominadas citocinas da fase de amplificação, caracterizam-se por uma ação mais orientada para um determinado tipo de células (interferões [IFN], *fator estimulador de colónias* [CSF], *fator de crescimento transformador* [TGF] , quimiocinas, IL3, IL4, IL5, IL6).

Os eosinófilos são conhecidos por serem a célula inflamatória chave na polipose primária. A maioria dos estudos centrou-se na caraterização da expressão das citocinas mais especificamente envolvidas no recrutamento e ativação desta célula: IL3, IL5, IL8; GM-CSF e RANTES. [125125-127][

O epitélio pode também desempenhar um papel no processo inflamatório dos pólipos, através da secreção de outros mediadores para além das citocinas. As células epiteliais segregam derivados do ácido araquidónico com potentes propriedades pró-inflamatórias, como os leucotrienos e as prostaglandinas. Acrescente-se a isso as células epiteliais nasais e sinusais, que expressam a forma constitutiva da NO sintetase (enzima que permite a síntese de óxido nítrico) e são uma fonte importante de NO, que é um mediador com acções variadas e notavelmente envolvido na inflamação. [128]

A sobreexpressão pelas células epiteliais de proteínas de superfície do complexo principal de histocompatibilidade tipo II (HLA-DR), bem como de proteínas de adesão celular (ICAM-1), que atraem células inflamatórias localmente, parecem participar na ação local e conferir competência imunológica. [9]

Em suma, as células epiteliais desempenham um papel importante na complexa rede de factores celulares e moleculares envolvidos na inflamação nasal crónica que caracteriza a polipose eosinofílica. 112,129][

- Polipose "não eosinofílica" ou secundária

Os mecanismos inflamatórios envolvidos na polipose "sem eosinófilos" parecem ser diferentes e são provavelmente específicos de doenças subjacentes, como a fibrose quística ou a discinesia ciliar congénita.

Estas patologias representam casos particulares de inflamação nasal crónica ligada a uma anomalia congénita das células epiteliais, que estão no centro da reação inflamatória e, por conseguinte, da fisiopatologia da SFN. [9]

Envolvimento direto das células epiteliais no desenvolvimento de pólipos:

Os mecanismos pelos quais os pólipos nasossinus se formam e crescem ainda estão abertos a debate.

Inicialmente, a formação de pólipos era considerada uma herniação edematosa da mucosa associada à dilatação quística das glândulas submucosas. 105,130][

A hipótese recente baseia-se na noção de uma rutura primitiva na continuidade do epitélio e da membrana basal. O tecido conjuntivo contendo macrófagos, fibroblastos e células inflamatórias infiltra-se através desta rutura, e o epitélio progride a partir dos bordos do defeito em ambas as direcções:

- por um lado, alinha a hérnia conjuntival ;

- em segundo lugar, afunda-se na lâmina própria e forma microcavidades.

Estas microcavidades alargam-se e fundem-se, ao mesmo tempo que o seu epitélio se diferencia com o aparecimento de células ciliadas e secretoras. Ao fundirem-se, estas cavidades vão dividir o epitélio e levar à individualização de um pólipo **(Figura 23)**. [9]

Tendo em conta os trabalhos experimentais realizados em animais e as alterações observadas in situ nos pólipos, o desenvolvimento dos pólipos nasossinusais poderia ser considerado como um fenómeno "exagerado" de reparação dos tecidos. Este mecanismo, que envolveria :

- células inflamatórias ;

- células mesenquimais e endoteliais ;

- mas também, e sobretudo, as células epiteliais.

A desregulação do processo de reparação é complexa. Esquematicamente, vários factores de crescimento são segregados de forma inadequada pelas células inflamatórias, epiteliais e mesenquimatosas da mucosa nasal, levando à formação de pólipos. Uma vez que a inflamação e a reparação epitelial estão intimamente ligadas, este processo de reparação exagerada pode ser incorporado no conceito de teoria microambiental, que conceptualiza a inflamação descontrolada na mucosa nasal. Assim, a inflamação crónica e o desenvolvimento de pólipos seriam dois mecanismos fisiopatológicos interdependentes, nos quais as células epiteliais desempenham um papel fundamental. [9,10,124]

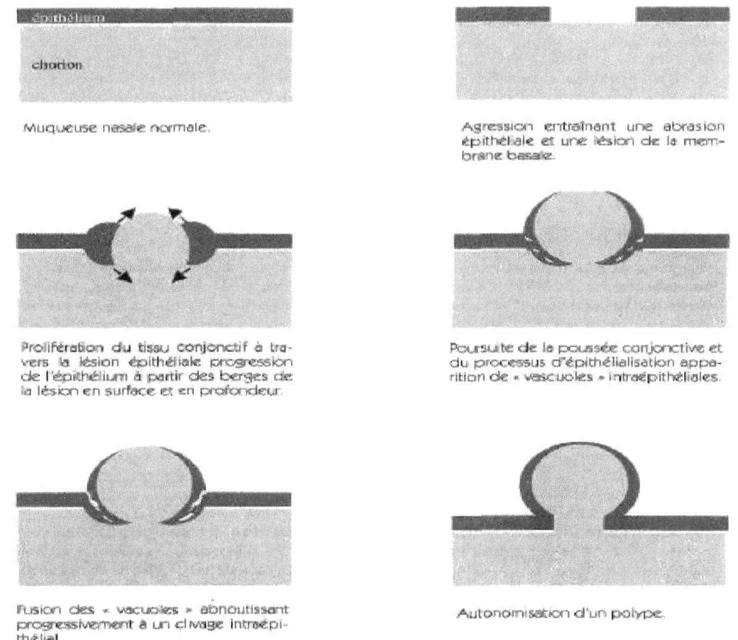

Figura 23 Representação esquemática das fases de desenvolvimento de um pólipo nasossinusal num modelo animal experimental segundo Norlander et al. [9]

6.2.4   A teoria evo-devo da formação do nariz:

Esta teoria vê o órgão nasal humano e dos mamíferos em geral como um conjunto evolutivo de três narizes diferentes que se repetem durante o desenvolvimento, e a polipose nasal como uma doença específica do nariz olfativo. [30]

O nariz olfativo desenvolveu-se nos primeiros vertebrados, que eram peixes, por invaginação acima da cavidade oral dos placódios olfactivos ectodérmicos em direção ao cérebro primitivo, com o estabelecimento de uma ligação entre as células quimiossensoriais dos placódios olfactivos e o tecido neural primitivo através de um mesênquima que está na origem das cartilagens pré-cordais, os precursores filogenéticos indiscutíveis do osso etmoide humano.

O bipedalismo está provavelmente na origem da compartimentação humana do etmoide em fendas olfactivas, das quais apenas o recesso superior abriga a mucosa olfactiva, e em massas laterais das quais a mucosa olfactiva original pode ter regredido para uma mucosa olfactiva vestigial. [131]

O nariz respiratório desenvolveu-se secundariamente à custa da cavidade oral, abaixo do nariz olfativo, através da remodelação e do reposicionamento dos ossos do palato secundário dos primeiros tetrápodes terrestres, recuando progressivamente, durante a evolução dos terapsídeos, antepassados dos mamíferos, os orifícios respiratórios do nariz olfativo dos anfíbios (designados por coanas primárias e dos quais o canal incisivo representa o estado vestigial no homem) que se abrem atrás do palato primário. Dois corredores respiratórios que se abrem acima da glote através das coanas secundárias foram assim interpostos entre a cavidade oral e o nariz olfativo. O assoalho do nariz olfativo que o separa anatomicamente do nariz respiratório, conhecido como lâmina transversal nos mamíferos, desapareceu nos humanos, provavelmente como resultado da aquisição do bipedalismo. Nenhum animal aquático possui seios paranasais. Em humanos, os seios paranasais só começam a se desenvolver após o nascimento. [131,132]

Na conceção evo-devo, a polipose nasal é uma doença inflamatória crónica da mucosa olfactiva vestigial do etmoide.

Se a mucosa das massas laterais do etmoide humano é realmente o resultado de uma degenerescência da mucosa olfactiva, que revestia originalmente os etmoturbinais, como resultado do seu empilhamento curvo em forma de bolbo de cebola durante a evolução e o desenvolvimento. É, portanto, possível que esta involução da mucosa olfactiva não seja completa ou perfeita em todos os indivíduos, deixando persistir alguns elementos da mucosa olfactiva original, como as células de Jourdan ou simplesmente os auto-antigénios. 30,31,133][

6.2.5   Intolerância à aspirina :

Criadora da tríade de Widal, a aspirina tem sido amplamente utilizada pelas suas propriedades antipiréticas, analgésicas e anti-inflamatórias desde a sua descoberta em 1899. Apresenta numerosos efeitos secundários, nomeadamente erupções cutâneas, asma e angioedema. O primeiro caso de intolerância à aspirina foi descrito por Hirschberg em 1902, relativamente a uma urticária e a um angioedema (edema de Quincke) com obstrução nasal que ocorreram após a toma de aspirina[134]. [134]

Inicialmente, a intolerância era considerada rara e relacionada apenas com o uso de aspirina, até ser alargada a todos os AINE e a outras substâncias, como analgésicos e certos aditivos medicamentosos ou alimentares, na sequência das publicações de Samter [78]Settipane [76]Slavin [135] e Szczeklik [136]. [137]

A teoria alérgica esteve durante muito tempo implicada no fenómeno de intolerância à aspirina; foi agora abandonada em favor de um mecanismo bioquímico que envolve a ciclo-oxigenase (COX). [137137-139][

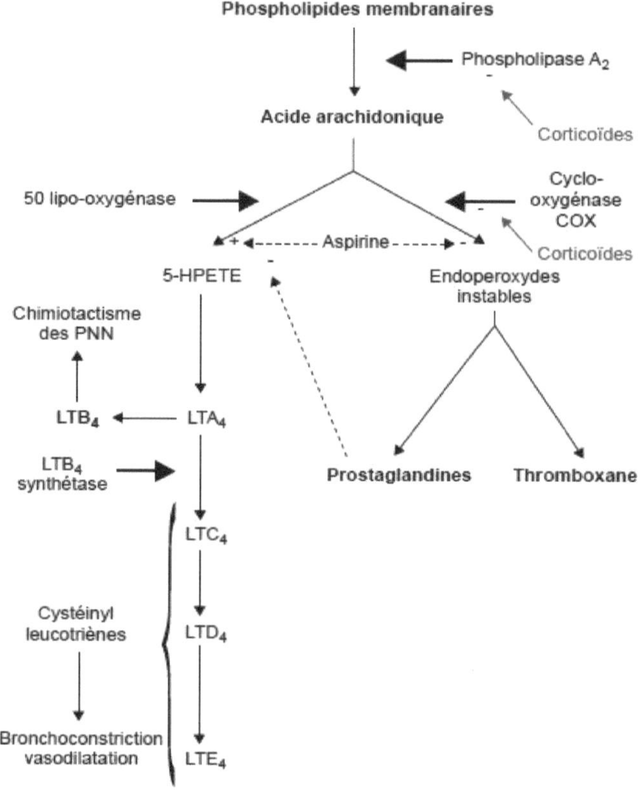

Figura 24 *Degradação dos fosfolípidos membranares e ação dos corticóides (segundo Monneret-Vautrin).* [140]

(LT: leucotrieno; PNN: neutrófilos; 5-HPETE: ácido 5-hidroperoxieicosatetraenóico).

A intolerância à aspirina pode ser dividida em três categorias [136] :

- tipo A (15% dos casos): manifesta-se por sintomas respiratórios (asma e rinite);

- tipo B (75% dos casos): combinação de urticária e angioedema;

- tipo C (10% dos casos): trata-se de formas clínicas específicas como o eritema, o exantema, a síndrome de Stevens-Johnson ou a síndrome de Lyell.

Os sintomas podem ser cutâneos e/ou respiratórios, ocorrendo em média uma hora e meia após a ingestão de uma dose de 10 a 100 mg de aspirina.

Na teoria atual, que atribui um papel predominante aos tipos 1 e 2 da COX, os AINEs inibem a COX , resultando num desequilíbrio no metabolismo do ácido araquidónico a favor de uma das vias acessórias, responsável por uma (**Figura 24**) [141[141-144] :

- inibição da síntese de prostaglandinas ;

- hiperatividade da 5-lipo-oxigenase responsável pela produção excessiva de leucotrienos (LTC4 , LTD4 e LTE4), mediadores conhecidos pela sua potente ação inflamatória;

- aumento da expressão da LTC4 sintetase.

Esta acumulação de leucotrienos é responsável pelos sintomas clínicos observados.

6.2.6   Alergia a fungos :

A sinusite fúngica foi descrita pela primeira vez em 1976 por Safirstein, que admitiu a existência de formas que associam polipose e infecções micóticas intra-sinusais. [145]

Só na década de 1980 é que foi introduzido o conceito de sinusite fúngica alérgica ou síndrome de Katzenstein. [146146-148][

A sua fisiopatologia é ainda muito incerta. A maioria dos autores acredita que está relacionada com uma reação de hipersensibilidade ao elemento fúngico inicial, com uma combinação de reacções imunológicas do tipo I (IgE) e III (complexos imunes), de acordo com a classificação de Gell e Coombs.

A doença começa com a inalação e a captura *de* esporos de fungos pelo muco sinusal. A libertação de material antigénico estimula a produção de

IgE, IgG e IgA. Como resultado, os antigénios aspergilares reagem em contacto com mastócitos sensibilizados com IgE. A reação antigénio-anticorpo induz então a desgranulação dos mastócitos, com a libertação de mediadores inflamatórios.

Estas reacções alérgicas provocam edema e inflamação, responsáveis pelas obstruções dos óstios e pela estase intra-sinusal.

Este é um ambiente favorável à proliferação de fungos, que por sua vez aumenta a quantidade de antigénios, gerando o que é conhecido como um círculo vicioso que leva à formação de mucina. [9,141,149]

Uma vez que ainda existem áreas cinzentas relativamente à sua fisiopatologia, Marple propõe um esquema fisiopatológico que envolve vários parâmetros (**Figura 25**). [150]

Figura 25Fisiopatologia da sinusite fúngica alérgica (segundo Marple).
[140]

Referências :

[2] " Documento de Posição Europeia sobre Rinossinusite e Pólipos Nasais 2012. - PubMed - NCBI." https://www.ncbi.nlm.nih.gov/pubmed/22764607 (acedido em 16 de maio de 2019).

[9] Peynegre, Freche, Fontanel, *polipose naso-sinusal.* Société Française d'Oto-rhino-laryngologie et de Chirurgie de la Face et du Cou, 2000.

[10] T. M. Önerci e B. J. Ferguson, eds, *Nasal Polyposis: Pathogenesis, Medical and Surgical Treatment.* Berlim Heidelberg: Springer-Verlag, 2010.

[30] R. Jankowski, *The Evo-Devo Origin of the Nose, Anterior Skull Base and Midface.* Paris: Springer-Verlag, 2013.

[31] R. Jankowski, C. Perrot, D. T. Nguyen, and C. Rumeau, "Structure des masses latérales de l'ethmoïde par empilement courbe des endoturbinaux", *Ann. Fr. Oto-Rhino-Laryngol. Pathol. Cervico-Faciale*, vol. °133, n 5, pp. 293-298, Nov. 2016, doi: 10.1016/j.aforl.2016.02.010.

[57] K. Larsen e M. Tos, "The estimated incidence of symptomatic nasal polyps", *Ata Otolaryngol (Stockh.)*, vol. °122, no. 2, pp. 179-182, março de 2002.

[58] W. W. Stevens, R. P. Schleimer, e R. C. Kern, "Chronic Rhinosinusitis with Nasal Polyps," *J. Allergy Clin. Immunol. Pract*, vol. °4, n 4, pp. 565-572, Jul 2016, doi: 10.1016/j.jaip.2016.04.012.

°[59] Falliers CJ, "Familial coincidence of asthma, aspirin intolerance and nasal polyposis", *Ann Allergy*, n 32, p. 65-69, 1974.

°[60] Havas TE, Motbey JA, Gullane PJ, "Prevalence of incidental abnormalities on computed tomographic scans of the paranasal sinuses", *Arch Otolaryngol Head Neck Surg*, n 114, p. 856-859, 1988.

°[61] Suttner HJ, Hosemann W, Rockelein G, "Histologische Stufenschnitt-Untersuchungen an Siebbeinpräparaten bei Polyposis nasi", *Eur Arch Otorhinolaryngol*, n 249, p. 360, 1992.

[62] G. A. Settipane, "Epidemiology of nasal polyps", *Allergy Asthma Proc.* vol. °17, n 5, pp. 231-236, Out. 1996.

[63] G. A. Settipane e F. H. Chafee, "Nasal polyps in asthma and rhinitis. A review of 6,037 patients", *J. Allergy Clin. °Immunol*, vol. 59, n 1, pp. 17-21, Jan. 1977.

[64] Crampette L, Serrano E, Klossek JM, Rugina M, Rouvier P, e Peynegre R et al, "Etude épidémiologique prospective multicentrique française (Groupe ORLI) de la pathologie pneumo-allergologique associée à la polypose naso-sinusienne.", 2001. http://www.revue-laryngologie.com/detail.lasso?id=cbfc13e988b38c05 (acedido em 18 de maio de 2019).

[65] N. º Mygind, "Nasal polyposis, eosinophil dominated inflammation, and allergy", *Thorax*, vol. 55, n 90002, pp. 79S - 83, Oct. 2000, doi: 10.1136/thorax.55.suppl_2.S79.

º[66] Jacobs RL, Freda AJ, Culver WG, "Primary nasal polyposis", *Ann Allergy*, n 51, p. 500-505, 1983.

[67] P. K. Keith *et al*, "Nasal polyps: effects of seasonal allergen exposure", *J. Allergy Clin. ºImmunol*, vol. 93, n 3, pp. 567-574, março de 1994.

[68] J. E. Waxman, J. G. Spector, S. R. Sale, e A. º L. Katzenstein, "Allergic Aspergillus sinusitis: concepts in diagnosis and treatment of a new clinical entity", *The Laryngoscope*, vol. 97, n 3 Pt 1, pp. 261-266, março de 1987.

[69] J. Allen, R. Eisma, G. Leonard, D. Lafreniere, e D. Kreutzer, "Interleukin-8 expression in human nasal polyps," *Otolaryngol. Head Neck Surg*, vol. º117, n 5, pp. 535-541, Nov. 1997, doi: 10.1016/S0194-5998(97)70027-5.

[70] E. Calenoff, J. T. McMahan, G. D. Herzon, R. C. Kern, G. D. Ghadge, e D. G. Hanson, "Bacterial allergy in nasal polyposis. Um novo método para quantificar a IgE específica", *Arch. Otolaryngol. Head Neck Surg*, vol. º119, n 8, p. 830-836, agosto de 1993.

º[71] Noah TL, Henderson FW, Wortman IA, Devlin RB, Handy J, Koren HS et al, "Nasal cytokine production in viral acute upper respiratory infection of childhood", n 171, pp. 584-592, 1995.

[72] C. Grigoreas, D. Vourdas, K. Petalas, G. Simeonidis, I. Demeroutis e T. Tsioulos, "Nasal polyps in patients with rhinitis and asthma", *Allergy Asthma Proc.* vol. 23, n 3, pp. 169-174, junho de 2002. º23, n 3, pp. 169-174, junho de 2002.

[73] S. Robinson, R. Douglas, e P.-J. Wormald, "The relationship between atopy and chronic rhinosinusitis," *Am. J. Rhinol*, vol. º20, n 6, pp. 625-628, Dez. 2006.

[74] A. N. Pearlman *et al*, "Relationships between severity of chronic rhinosinusitis and nasal polyposis, asthma, and atopy", *Am. J. Rhinol. Allergy*, vol. º23, n 2, pp. 145-148, Abr. 2009, doi: 10.2500/ajra.2009.23.3284.

[75] W. A. Greisner e G. A. Settipane, "Hereditary Fator for Nasal Polyps," *Allergy Asthma Proc.* vol. º17, n 5, pp. 283-286, Sept. 1996, doi: 10.2500/108854196778662192.

[76] G. A. Settipane, "Aspirin sensitivity and allergy", *Biomed. Pharmacother. Biomedecine Pharmacother.* vol. º42, n 8, p. 493-498, 1988.

[77] N. A. Cohen, J. S. Widelitz, A. G. Chiu, J. N. Palmer, e D. W. Kennedy, "Familial aggregation of sinonasal polyps correlates with severity of disease," *Otolaryngol.--Head Neck Surg. Off. J. Am.*

Acad. Otolaryngol.-Head Neck Surg, vol. °134, n 4, p. 601-604, Abr. 2006, doi: 10.1016/j.otohns.2005.11.042.

[78] M. Samter e R. F. Beers, "Intolerance to aspirin. Clinical studies and consideration of its pathogenesis", *Ann. Intern. °Med*, vol. 68, n 5, pp. 975-983, maio de 1968.

[79] W. W. Pleskow, D. D. Stevenson, D. A. Mathison, R. A. Simon, M. Schatz, e R. S. Zeiger, "Aspirin-sensitive rhinosinusitis/asthma: spectrum of adverse reactions to aspirin", *J. Allergy Clin. °Immunol*, vol. 71, n 6, pp. 574-579, junho de 1983.

[80] J.-E. Kim e S. E. Kountakis, "The prevalence of Samter's triad in patients undergoing functional endoscopic sinus surgery", *Ear. Nose. °Throat J.*, vol. 86, n 7, p. 396-399, julho de 2007.

[81] L. Probst, P. Stoney, E. Jeney, and M. Hawke, "Nasal polyps, bronchial asthma and aspirin sensitivity", *J. Otolaryngol.* vol. 21, no. 1, pp. 60-65, Feb. 1992. °21, no. 1, pp. 60-65, Fev. 1992.

[82] D. A. Moneret-Vautrin, V. Hsieh, M. Wayoff, J. L. Guyot, C. Mouton, e Y. Maria, "Nonallergic rhinitis with eosinophilia syndrome a precursor of the triad: nasal polyposis, intrinsic asthma, and intolerance to aspirin", *Ann. °Allergy*, vol. 64, n 6, p. 513-518, junho de 1990.

[83] M. L. Kowalski *et al*, "Differential metabolism of arachidonic acid in nasal polyp epithelial cells cultured from aspirin-sensitive and aspirin-tolerant patients", *Am. J. Respir. Crit. Care Med*, vol. °161, n 2 Pt 1, p. 391-398, Feb 2000, doi: 10.1164/ajrccm.161.2.9902034.

[84] P. S. Batra *et al*, "Outcome analysis of endoscopic sinus surgery in patients with nasal polyps and asthma", *The Laryngoscope*, vol. °113, n 10, pp. 1703-1706, Out. 2003.

[85] D. Glass e R. G. Amedee, "Allergic Fungal Rhinosinusitis: A Review", *Ochsner J.*, vol. °11, n 3, pp. 271-275, 2011.

[86] J. P. Bent e F. A. Kuhn, "Diagnosis of allergic fungal sinusitis", *Otolaryngol--Head Neck Surg. Off. J. Am. Acad. Otolaryngol.-Head Neck Surg*, vol. °111, n 5, p. 580-588, Nov. 1994, doi: 10.1177/019459989411100508.

[87] S. B. Kupferberg, J. P. Bent, e F. A. Kuhn, "Prognosis for allergic fungal sinusitis," *Otolaryngol--Head Neck Surg. Off. J. Am. Acad. Otolaryngol.-Head Neck Surg*, vol. °117, n 1, p. 35-41, julho de 1997, doi: 10.1016/S0194-59989770203-1.

[88] J. P. Corey, "Allergic fungal sinusitis", *Otolaryngol. Clin. North Am.* vol. °25, n 1, pp. 225-230, Fev. 1992.

[89] S. C. Manning e M. Holman, "Further evidence for allergic pathophysiology in allergic fungal sinusitis", *The Laryngoscope*, vol. °108, no. 10, pp. 1485-1496, Out. 1998.

[90] S. K. Wise, M. D. Ghegan, E. Gorham, e R. J. Schlosser, "Socioeconomic factors in the diagnosis of allergic fungal rhinosinusitis," *Otolaryngol--Head Neck Surg. Off. J. Am. Acad. Otolaryngol.-Head Neck Surg*, vol. °138, n 1, p. 38-42, Jan. 2008, doi: 10.1016/j.otohns.2007.10.020.

[91] C. Bachert, P. Gevaert, P. Howarth, G. Holtappels, P. van Cauwenberge, e S. G. O. Johansson, "IgE to Staphylococcus aureus enterotoxins in serum is related to severity of asthma," *J. Allergy Clin. Immunol*, vol. °111, n 5, p. 1131-1132, maio de 2003.

[92] T. °   Van Zele *et al*, "Differentiation of chronic sinus diseases by measurement of inflammatory mediators", *Allergy*, vol. 61, n 11, pp. 1280-1289, Nov. 2006, doi: 10.1111/j.1398-9995.2006.01225.x.

[93] "   Transforming growth fator beta abrogates the effects of hematopoietins on eosinophils and induces their apoptosis", *J. Exp. Med.* vol. °179, n 3, p. 1041-1045, março de 1994.

°[94] SYUHADA O1, SHALINI P1, LIM WK1, AMMAR A1, SURIA HAYATI MP2, ANEEZA KHAIRIYAH WH1, GENDEH BS1, NORAIDAH M2, SALINA H1, "Malaysian Nasal Polyps: Eosinophil or Neutrophil-Predominant", *Med & Health*, n 11(1), pp. 56-61, 2016.

[95] N. Zhang, G. Holtappels, C. Claeys, G. Huang, P. van Cauwenberge, e C. Bachert, "Pattern of inflammation and impact of Staphylococcus aureus enterotoxins in nasal polyps from southern China", *Am. J. Rhinol*, vol. °20, n 4, p. 445-450, agosto de 2006.

[96] J.-W. Kim, S.-L. Hong, Y.-K. Kim, C. H. Lee, Y.-G. Min, e C.-S. Rhee, "Histological and immunological features of non-eosinophilic nasal polyps," *Otolaryngol.--Head Neck Surg. Off. J. Am. Acad. Otolaryngol.-Head Neck Surg*, vol. °137, n 6, p. 925-930, Dez. 2007, doi: 10.1016/j.otohns.2007.07.036.

[97] C. Ozcan, H. Zeren, D. U. Talas, M. Küçükoğlu, e K. Görür, "Pólipo antrocoanal: um estudo de microscopia eletrônica de transmissão e luz", *Eur. Arch. Oto-Rhino-Laryngol. Off. J. Eur. Fed. Otolaryngol. Soc. EUFOS Affil. Ger. Oto-Rhino-Laryngol. - Head Neck Surg.* vol. °262, n 1, p. 55-60, Jan. 2005, doi: 10.1007/s00405-003-0729-1.

[98] M. B. Soyka *et al*, "Defective epithelial barrier in chronic rhinosinusitis: The regulation of tight junctions by IFN-γ and IL-4", *J. Allergy Clin. Immunol.* vol. °130, n 5, pp. 1087-1096.e10, Nov 2012, doi: 10.1016/j.jaci.2012.05.052.

[99] K. L. Pothoven *et al*, "Oncostatin M promotes mucosal epithelial barrier dysfunction, and its expression is increased in patients with eosinophilic mucosal disease", *J. Allergy Clin. Immunol*, vol. °136, n 3, pp. 737-746.e4, Sep 2015, doi: 10.1016/j.jaci.2015.01.043.

[100]A. R. Baird, O. Hilmi, P. S. White, e A. J. Robertson, "Epithelial atypia and squamous metaplasia in nasal polyps," *J. Laryngol. Otol.* vol. °112, n 8, pp. 755-757, agosto de 1998.

[101]C. Freche, J. P. Fontanel, e R. Peynegre, *Nasosinus Polyposis*. 2000.

[102]K. Watanabe e A. Komatsuzaki, "Ultrastructural findings of capillaries in nasal polyps", *Rhinology*, vol. °30, n 1, pp. 49-56, março de 1992.

[103]J. M. Bernstein, J. Gorfien, B. Noble, e J. R. Yankaskas, "Nasal polyposis: immunohistochemistry and bioelectrical findings (a hypothesis for the development of nasal polyps)", *J. Allergy Clin. °Immunol*, vol. 99, n 2, pp. 165-175, Fev. 1997.

[104]H. Kakoi e F. Hiraide, "A histological study of formation and growth of nasal polyps", *Ata Otolaryngol. (Stockh.)*, vol. °103, n 1-2, pp. 137-144, Fev. 1987.

[105]Z. Krajina e A. Zirdum, "Histochemical analysis of nasal polyps", *Ata Otolaryngol (Stockh.)*, vol. °103, n 5-6, p. 435-440, junho de 1987.

[106]J. M. Rowe-Jones, N. Trendell-Smith, M. Shembekar, e I. S. Mackay, "Polypoid rhinosinusitis in patients with host defence deficiencies: cellular infiltration and disease severity", *Rhinology*, vol. 35, no. 3, pp. 113-117, Sept. °35, no. 3, pp. 113-117, Sept. 1997.

[107]M. Kramer e G. ° Rasp, "Nasal polyposis: eosinophils and interleukin-5", *Allergy*, vol. 54, n 7, pp. 669-680, Dec. 2001, doi: 10.1034/j.1398-9995.1999.00095.x.

[108]" Interleucina-5 nasal, imunoglobulina E, proteína catiónica eosinofílica e molécula de adesão intercelular solúvel-1 na sinusite crónica, alérgica ... - PubMed - NCBI". https://www.ncbi.nlm.nih.gov/pubmed/10852530 (acedido em 21 de maio de 2019).

[109]J. S. Allen, R. Eisma, D. LaFreniere, G. Leonard, e D. Kreutzer, "Characterization of the eosinophil chemokine RANTES in nasal polyps," *Ann. Otol. Rhinol. Laryngol*, vol. °107, n 5 Pt 1, p. 416-420, maio de 1998, doi: 10.1177/000348949810700510.

[110] M. B. Resnick e P. F. Weller, "Mechanisms of eosinophil recruitment", *Am. J. Respir. Cell Mol. °Biol*, vol. 8, n 4, pp. 349-355, Abr. 1993, doi: 10.1165/ajrcmb/8.4.349.

[111]D. Adamko, P. Lacy, e R. Moqbel, "Mechanisms of eosinophil recruitment and activation," *Curr. Allergy Asthma Rep*, vol. °2, n 2, pp. 107-116, março de 2002.

[112]J. M. Bernstein, J. Gorfien, and B. Noble, "Role of allergy in nasal polyposis: a review," *Otolaryngol.--Head Neck Surg. Off. J. Am. Acad. Otolaryngol.-Head Neck Surg*, vol. °113, n 6, p. 724-732, Dez. 1995, doi: 10.1016/S0194-59989570012-9.

[113] R. Jankowski, "Eosinophils in the pathophysiology of nasal polyposis", *Ata Otolaryngol. (Stockh.)*, vol. °116, n 2, pp. 160-163, março de 1996.

[114] T. L. Noah *et al*, "Nasal cytokine production in viral acute upper respiratory infection of childhood", *J. Infect. Dis.* vol. °171, n 3, pp. 584-592, março de 1995, doi: 10.1093/infdis/171.3.584.

115] M. C. Subauste, D. B. Jacoby, S. M. Richards e D. Proud , "Infection of a human respiratory epithelial cell line with rhinovirus" [Infeção de uma linha de células epiteliais respiratórias humanas com rinovírus]. Proud, "Infeção de uma linha de células epiteliais respiratórias humanas com rinovírus. Induction of cytokine release and modulation of susceptibility to infection by cytokine exposure", *J. Clin. °Invest*, vol. 96, n 1, p. 549-557, julho de 1995, doi: 10.1172/JCI118067.

[116] D. J. Dusser, D. B. Jacoby, T. D. Djokic, I. Rubinstein, D. B. Borson, e J. A. Nadel, "Virus induces airway hyperresponsiveness to tachykinins: role of neutral endopeptidase", *J. Appl. Physiol. °Bethesda Md 1985*, vol. 67, n 4, pp. 1504-1511, Out. 1989, doi: 10.1152/jappl.1989.67.4.1504.

[117] D. ° Moneret-Vautrin, Wayoff M, V. Hsieh, Y. Maria, e R. Jankowski, "Le NARES, maillon évolutif de la triade de Widal", *Ann Otolaryngol*, n 106, p. 47-50, 1989.

[118] S. Pinto *et al*, "Cyclooxygenase and lipoxygenase metabolite generation in nasal polyps", *Prostaglandins Leukot. Essent. °Fatty Acids*, vol. 57, n 6, p. 533-537, Dec. 1997.

[119] P. Demoly, L. Crampette, B. Lebel, A. M. Campbell, M. Mondain, e J. Bousquet, "Expression of cyclo-oxygenase 1 and 2 proteins in upper respiratory mucosa", *Clin. Exp. Allergy J. Br. Soc. Allergy Clin. Immunol*, vol. °28, n 3, p. 278-283, março de 1998.

[120] R. Pawliczak, M. L. Kowalski, M. Danilewicz, M. Wagrowska-Danilewicz, e A. Lewandowski, "Distribution of Mast Cells and Eosinophils in Nasal Polyps from Atopic and Nonatopic Subjects: A Morphometric Study", *Am. J. Rhinol*, vol. °11, n 4, p. 257-262, julho de 1997, doi: 10.2500/105065897781446711.

[121] Y. K. Kim, N. Nakagawa, K. Nakano, I. Sulakvelidze, J. Dolovich, e J. Denburg, "Stem cell fator in nasal polyposis and allergic rhinitis: increased expression by structural cells is suppressed by in vivo topical corticosteroids", *J. Allergy Clin. Immunol*, vol. °100, n 3, p. 389-399, Sept. 1997.

[122] A. E. Stoop, H. A. van der Heijden, J. Biewenga, e S. van der Baan, "Lymphocytes and nonlymphoid cells in human nasal polyps", *J. Allergy Clin. °Immunol*, vol. 87, n 2, pp. 470-475, Fev. 1991.

[123] A. Linder, A. Karlsson-Parra, C. Hirvelä, L. Jonsson, A. Köling, e O. Sjöberg, "Immunocompetent cells in human nasal polyps and normal mucosa", *Rhinology*, vol. °31, n 3, pp. 125-129, Set. 1993.

[124] C. G. Persson, J. S. Erjefält, I. Erjefält, M. C. Korsgren, M. C. Nilsson, e F. Sundler, "Epithelial shedding--restitution as a causative process in airway inflammation", *Clin. Exp. Allergy J. Br. Soc. Allergy Clin. Immunol*, vol. °26, n 7, p. 746-755, julho de 1996.

[125] A. J. Polito e D. Proud, "Epithelia cells as regulators of airway inflammation", *J. Allergy Clin. Immunol*, vol. °102, n 5, pp. 714-718, Nov. 1998.

[126] J. Kelley, "Cytokines of the lung", *Am. Rev. Respir. Dis.* vol. °141, n 3, pp. 765-788, março de 1990, doi: 10.1164/ajrccm/141.3.765.

°[127] Cavaillon J, Haeffner-Cavaillon N, "cytokines et inflammation", *Rev Prat*, n 43, p. 547-552, 1993.

[128] K. Furukawa, D. G. Harrison, D. Saleh, H. Shennib, F. P. Chagnon, e A. Giaid, "Expression of nitric oxide synthase in the human nasal mucosa," *Am. J. Respir. Crit. Care Med.* vol. °153, n 2, pp. 847-850, Fev. 1996, doi: 10.1164/ajrccm.153.2.8564142.

[129] J. M. Bernstein, "The molecular biology of nasal polyposis", *Curr. Allergy Asthma Rep.* vol. °1, n 3, pp. 262-267, maio de 2001.

[130] F. Hiraide e H. Kakoi, "Histochemical study on innervation of glands and blood vessels in nasal polyps", *Ata Oto-Laryngol. Suppl.* vol. 430, p. 5-11, 1986.

[131] R. Jankowski, C. Rumeau, P. Gallet, e D. T. Nguyen, "Nasal polyposis (or chronic olfactory rhinitis)", *Ann. Fr. Oto-Rhino-Laryngol. Pathol. Cervico-Faciale*, vol. °135, n 3, pp. 190-196, junho de 2018, doi: 10.1016/j.aforl.2017.09.014.

°[132] Lundberg J, Lundberg J, Settergreen G, et al, "Nitric oxide, produced in theupper airways, may act in an "aerocrine" fashion to enhance pulmonary oxygenuptake in humans", *Ata Physiol Scand*, n 155, p. 467-8, 1995.

[133] R.° Elsaesser e J. Paysan, "The sense of smell, its signalling pathways, and the dichotomy of cilia and microvilli in olfactory sensory cells", *BMC Neurosci*, vol. 8, n 3, p. S1, Sept. 2007, doi: 10.1186/1471-2202-8-S3-S1.

°[134] Hirschberg SR, "mitteilung über einen fall von nebenwirkung des aspirins", *Dtsch Med Wochenschr*, n 28, p. 416, 1902.

[135] R. G. Slavin, "Relationship of nasal disease and sinusitis to bronchial asthma", *Ann. Allergy*, vol. °49, n 2, pp. 76-79, agosto de 1982.

[136] A.° Szczeklik, "Clinical patterns of hypersensitivity to nonsteroidal anti-inflammatory drugs and their pathogenesis", *J ALLERGY CLIN IMMUNOL*, vol. 60, n 5, p. 9, 1977.

[137] D. A. Moneret-Vautrin, M. Wayoff, e C. Bonne, "[Mecanismos de intolerância à aspirina]", *Ann. Oto-Laryngol. Chir. Cervico Faciale*

Bull. Soc. Oto-Laryngol. Hopitaux Paris, vol. °102, n 5, p. 357-363, 1985.

[138] A. Szczeklik, R. J. Gryglewski, e G. Czerniawska-Mysik, "Relationship of inhibition of prostaglandin biosynthesis by analgesics to asthma attacks in aspirin-sensitive patients," *Br. Med. J.*, vol. °1, n 5949, p. 67-69, Jan. 1975.

[139] A. Szczeklik, E. Niżankowska, M. Duplaga, e em nome dos Investigadores Aiane, "História natural da asma induzida por aspirina", *Eur. Respir. J.*, vol. °16, n 3, p. 432, Sept. 2000, doi: 10.1034/j.1399-3003.2000.016003432.x.

[140] P. Dessi e F. Facon, "Nasosinus polyposis in adults", *Encycl Méd Chir Oto-rhino-laryngologie*, p. 16, 2003.

[141] G. Brescia, C. Zanotti, D. Parrino, U. Barion, e G. Marioni, "Nasal polyposis pathophysiology: Endotype and phenotype open issues," *Am. J. Otolaryngol*, vol. °39, n 4, pp. 441-444, agosto de 2018, doi: 10.1016/j.amjoto.2018.03.020.

[142] K. E. Hulse, W. W. Stevens, B. K. Tan, e R. P. Schleimer, "Pathogenesis of nasal polyposis," *Clin. Exp. Allergy*, vol. °45, n 2, pp. 328-346, Feb 2015, doi: 10.1111/cea.12472.

[143] P. Borgeat e P. Sirois, "Leukotrienes: a major step in the understanding of immediate hypersensitivity reactions", *J. Med. Chem*, vol. °24, n 2, pp. 121-126, Fev. 1981.

[144] M. C. Holroyde, R. E. Altounyan, M. Cole, M. Dixon e E. V. Elliott, "Bronchoconstriction produced in man by leukotrienes C and D", *Lancet Lond. Engl.* vol. °2, n 8236, p. 17-18, julho de 1981.

°[145] Safirstein BH, "Allergic bronchopulmonary aspergillosis with obstruction of the upper respiratory tract", *Chest*, n 70, p. 788-790, 1976.

°[146] Katzenstein AL, Sale SR, Greenberger PA, "Allergic Aspergillus sinusitis: a newly recognized form of sinusitis", *J Allergy Clin Immunol*, n 72, p. 89-93, 1983.

[147] A. L. Katzenstein, S. R. Sale, e P. A. Greenberger, "Pathologic findings in allergic aspergillus sinusitis. Uma forma de sinusite recentemente reconhecida", *Am. J. Surg. °Pathol*, vol. 7, n 5, pp. 439-443, julho de 1983.

°[148] Lamb D, Millar J, Johnston A., "Allergic aspergillus of the paranasal sinuses", *J Pathol*, n 137, p. 56, 1982.

°[149] Manning SC, Vuitch F, Weinberg AG, Brown OE, "Allergic aspergillosis: a newly recognized form of sinusitis in the pediatric population", *Laryngoscope*, vol (7 Pt 1), n 99, pp 681-685, 1989.

[150] " Rinossinusite fúngica alérgica: teorias atuais e estratégias de gestão - Marple - 2001 - The Laryngoscope - Wiley Online Library. "

https://onlinelibrary.wiley.com/doi/abs/10.1097/00005537-200106000-00015 (acessado em 05 de junho de 2019).

Chapitre 7 : Anatomia patológica dos pólipos

A histopatologia do tecido polipoide nasossinusal é variada, indo desde condições inflamatórias polipóides até tumores epiteliais e mesenquimais benignos e malignos e neoplasias hemato-linfóides. No contexto da rinossinusite crónica (RSC), o pólipo refere-se a tecido inflamatório benigno não granulomatoso que se projecta com duplicação epitelial na cavidade nasossinusal. Existem várias caraterísticas histopatológicas que diferenciam os pólipos nasais da RSC de outros tipos de lesões polipóides que ocorrem nas cavidades nasossinusais. Além disso, os pólipos nasais podem ter certas caraterísticas únicas que os distinguem da mucosa da RSC não polipoide circundante.

7.1   Histopatologia dos pólipos na RSC com pólipos :

Aproximadamente 20% dos pacientes com RSC têm pólipos nasais [151]. Histologicamente, os pólipos têm sido classificados em vários grupos, de acordo com a etiologia proposta, a predominância de infiltração celular inflamatória e a aparência do estroma. Esta classificação é puramente descritiva e não específica de qualquer distúrbio associado ou patologia subjacente.

7.1.1   Aspeto macroscópico:

Macroscopicamente, a maioria dos pólipos está inchada, lisa e brilhante, com uma consistência macia em comparação com a mucosa não polipoide circundante.

A superfície de corte é normalmente pálida, edematosa e de aspeto translúcido. O pólipo velho e envelhecido pode ser branco, firme e sólido, sugerindo uma fibrose extensa. Os pólipos são geralmente móveis e frequentemente ligados à mucosa subjacente por uma base de implante séssil. A mucosa circundante e os cornetos médios são geralmente mais eritematosos e firmes à palpação. Durante a RSC, a mucosa também pode parecer polipoide, dependendo do grau de edema, mas sem uma base de implante séssil. (**Figura 26**)

Os pólipos surgem normalmente no meato médio e no recesso esfenoetmoidal e são frequentemente bilaterais. No entanto, os pólipos unilaterais não são invulgares. Os pólipos variam em tamanho e, nos casos mais graves, podem preencher completamente a cavidade nasal ou mesmo estender-se para além das narinas e das coanas.

Nos pólipos de longa duração, os ossos nasais podem remodelar e provocar o alargamento da pirâmide nasal. A mucosa do corneto médio, do corneto inferior, do processo unciforme e do septo nasal também pode sofrer degeneração polipoide.

Ao contrário dos cornetos médio e superior, a porção anterior do corneto inferior raramente é polipoide, o que pode ser devido à presença de epitélio escamoso e à aerodinâmica da região.

Geralmente, os pólipos nasais associados à RSC não apresentam uma superfície macroscopicamente ulcerada, e a presença de tal lesão pode apontar para outras patologias. Um aspeto lobulado ou em forma de uva pode indicar outras patologias, como o papiloma invertido nasossinusal. No entanto, com base apenas na aparência, nem sempre é possível determinar a patologia subjacente. Por conseguinte, todos os pólipos, especialmente os unilaterais, requerem um exame histopatológico.

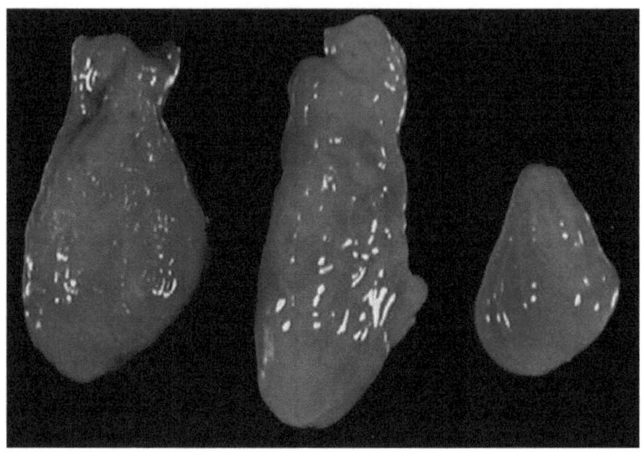

Figura 26*Aspeto macroscópico de uma série de pólipos edematosos.*
[10]

7.1.2   Aspeto microscópico:

O aspeto morfológico dos pólipos é inespecífico, caracterizado por um infiltrado celular inflamatório variado, rico ou pobre em eosinófilos, edema do tecido conjuntivo, espessamento da membrana basal e alterações focais no epitélio.

A hiperplasia secretora, com uma preponderância de células caliciformes em relação às células ciliadas, é mais frequentemente observada.

Para além disso, pode observar-se uma alteração das células ciliadas com abrasão da membrana basal. Estas alterações morfológicas no epitélio dos pólipos sugerem que existem alterações na proliferação e diferenciação das células epiteliais associadas ao crescimento do pólipo, à inflamação local ou em resposta a traumatismos mecânicos ou outros. [9,62]]

As principais caraterísticas histológicas dos pólipos e da mucosa nasal na RSC, em comparação com a mucosa normal, são a presença de alterações estruturais que envolvem o epitélio, a submucosa e, por vezes, o osso subjacente, bem como a natureza e o grau de infiltração por células inflamatórias.

Os pólipos nasais são geralmente revestidos por epitélio respiratório e têm uma membrana basal de espessura variável e um estroma subjacente com uma série de alterações estruturais e células inflamatórias. Historicamente, os pólipos têm sido classificados de acordo com o seu aspeto histológico estrutural e a natureza da população de células inflamatórias predominantes em: pólipos edematosos, pólipos eosinofílicos ou alérgicos, pólipos inflamatórios crónicos e pólipos glandulares seromucosos. A descrição pólipos eosinofílicos e não eosinofílicos é frequentemente utilizada na literatura, mas esta classificação não é específica de qualquer patologia associada ou subjacente.

Os pólipos edematosos (**Figura 27**) e eosinofílicos são o tipo mais comum e também são conhecidos como pólipos nasais alérgicos. No entanto, apenas uma pequena percentagem de RSC com pólipos está associada a alergia.

Nestes, os pólipos são revestidos por epitélio respiratório com uma série de alterações da mucosa, incluindo ulceração, tecido de granulação, hiperplasia celular epitelial e caliciforme e metaplasia escamosa. A membrana basal está frequentemente espessada, com edema submucoso abundante.

Os quistos de retenção da mucosa são comuns e variam na quantidade de infiltrado de células inflamatórias, que contém principalmente eosinófilos, células plasmáticas e linfócitos dispersos. As glândulas mucosas estão frequentemente presentes no pólipo edematoso.

Os pólipos edematosos e eosinofílicos encontram-se em todas as doenças associadas, tais como: RSC micótica eosinofílica (EMCRS), sinusite fúngica alérgica, tríade de Fernand Widal, fibrose quística e síndrome de Churg-Strauss.

Classicamente, os pólipos nasais associados à fibrose quística apresentam uma membrana basal mais fina do que espessa e menos eosinofilia no estroma, com mais neutrófilos, daí a designação de pólipos neutrofílicos, para além de secreções mucosas espessas e ricas em eosinófilos.

O pólipo inflamatório crónico (**Figura 28**), também conhecido como pólipo fibro-inflamatório, é menos comum, constituindo menos de 10% dos pólipos nasais inflamatórios. Pode apresentar-se como um pólipo edematoso ou, ocasionalmente, quando traumatizado, o estroma pode sofrer remodelação inflamatória secundária resultante de proliferação miofibroblástica que pode mimetizar um tumor de partes moles. As principais caraterísticas histológicas são a presença de fibrose submucosa e, frequentemente, um importante infiltrado inflamatório misto com predominância de tecido linfoide nos centros germinativos. Tal como noutros pólipos nasais, as glândulas seromucosas estão sempre presentes no pólipo, ao contrário das verdadeiras lesões mesenquimatosas que tendem a deslocar as glândulas seromucosas. É provável que o epitélio de superfície apresente metaplasia escamosa como um marcador de cronicidade.

Os pólipos com hiperplasia das glândulas seromucosas são menos comuns. As lesões desta categoria são relativamente novas e algo controversas quanto à sua relação com os verdadeiros tumores epiteliais, incluindo o hamartoma adenomatóide do epitélio respiratório e o hamartoma seromucoso. 10,152-154][

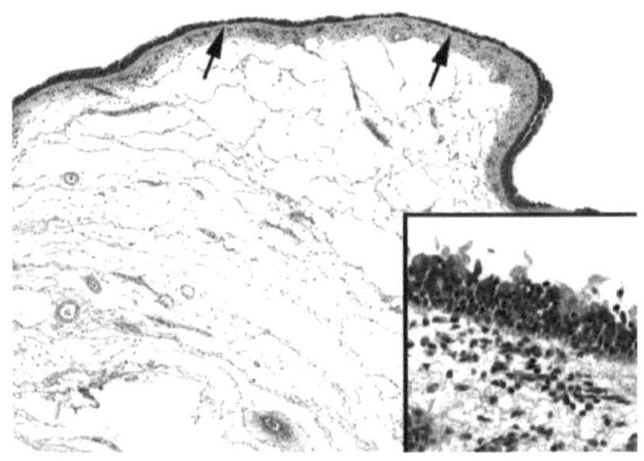

Figura 27Pólipo edematoso. [10]

(20 ×). Este pólipo mostra uma membrana basal espessada (setas) e (400 ×). Edema submucoso acentuado.

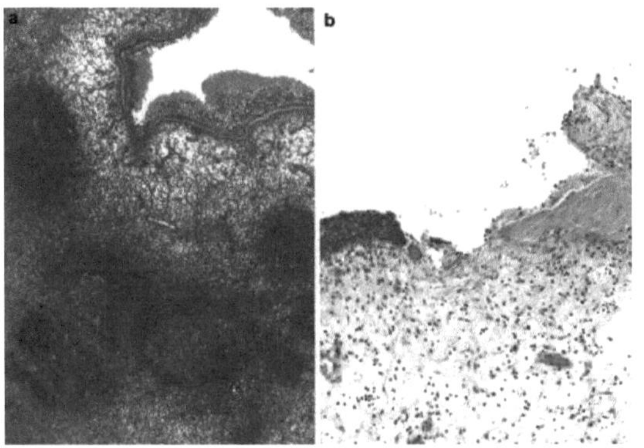

Figura 28Pólipos inflamatórios crónicos. [10]

(a) (20 ×). Este pólipo mostra uma hiperplasia linfoide exuberante com uma reação do centro germinal. (b) (100 ×). Este pólipo mostra ulceração da mucosa (direita) e metaplasia escamosa (esquerda).

7.2 Histopatologia do muco:

Uma proporção de RSC com pólipos também apresenta um muco caraterístico espesso, escuro e tenaz, conhecido como muco eosinofílico (**Figura 29**). Este muco é geralmente encontrado na sinusite fúngica alérgica, mas também em pacientes com RSC polipoide grave e recalcitrante, incluindo fibrose cística, doença de Fernand Widal e nos pulmões de pacientes com aspergilose broncopulmonar alérgica. [10]

As secreções associadas à RSC com ou sem pólipos variam em consistência e contêm numerosas células inflamatórias que reflectem o infiltrado encontrado na mucosa e nos pólipos. As secreções da RSC com pólipos contêm geralmente mais eosinófilos do que as da RSC sem pólipos, independentemente da consistência do muco.

No grupo da RSC micótica eosinofílica (EMCRS), as secreções são tipicamente espessas e quase sólidas. Este muco contém tipicamente aglomerados de eosinófilos, produtos de degradação dos eosinófilos (cristais de Charcot Leyden) e outras células inflamatórias e epiteliais. Os elementos fúngicos podem ser detectados em 100% destas amostras sob a forma de manchas prateadas. Este muco, denominado muco eosinofílico, é o critério de diagnóstico da EMCRS e da sinusite fúngica alérgica. [10]

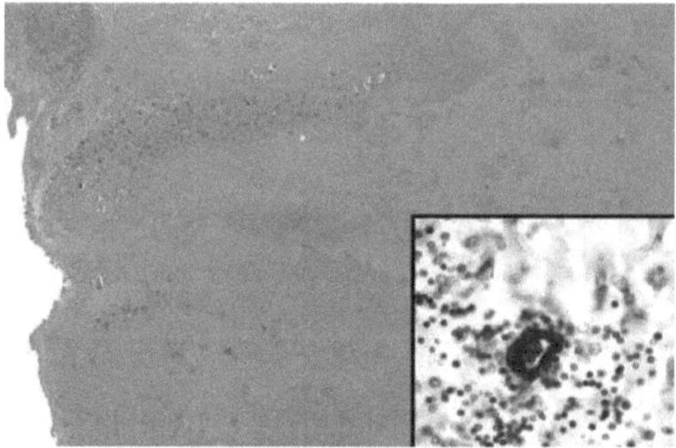

Figura 29*Muco alérgico ou "eosinofílico".* [10]

(40 ×). Mostrando uma aparência granular rosa brilhante, intensamente eosinofílica (mancha de Grocott, 600 ×).

Referências :

[9]   Peynegre, Freche, Fontanel, *polipose naso-sinusal.* Société Française d'Oto-rhino-laryngologie et de Chirurgie de la Face et du Cou, 2000.

[10] T. M. Önerci e B. J. Ferguson, eds, *Nasal Polyposis: Pathogenesis, Medical and Surgical Treatment*. Berlim Heidelberg: Springer-Verlag, 2010. [62] G. A. Settipane, "Epidemiology of nasal polyps" (Epidemiologia dos pólipos nasais), *Allergy Asthma Proc.* vol. °17, n 5, pp. 231-236, Out. 1996.

[151]N. Bhattacharyya, "Clinical and symptom criteria for the accurate diagnosis of chronic rhinosinusitis", *The Laryngoscope*, vol. °116, n 7 Pt 2 Suppl 110, p. 1-22, julho de 2006, doi: 10.1097/01.mlg.0000224508.59725.19.

[152]R. L. Werner e J. T. Castle, "Inflammatory Myofibroblastic Tumor of the Nasal Cavity", *Head Neck Pathol*, vol. °10, n 3, pp. 336-339, out. 2015, doi: 10.1007/s12105-015-0662-9.

[153]B. M. Wenig e D. K. Heffner, "Hamartomas adenomatóides epiteliais respiratórios do trato nasossinusal e da nasofaringe: um estudo clinicopatológico de 31 casos," *Ann. Otol. Rhinol. Laryngol.* vol. °104, n 8, p. 639-645, agosto de 1995, doi: 10.1177/000348949510400809.

[154]Y. F. Yilmaz, A. Titiz, M. Ozcan, M. S. Tezer, S. Ozlugedik, e A. Unal, "Bilateral antrochoanal polyps in an adult: a case report", *B-ENT*, vol. °3, n 2, p. 97-99, 2007.

Chapitre 8 :   Aspeto clínico [9,11,15,29,131,140]

8.1   Questionar:

Esta é a chave do diagnóstico, que pode ser encarado em várias fases:

-Exposição: A exposição a toxinas ocupacionais, ar condicionado e tabagismo é sistematicamente investigada, uma vez que estas exposições podem influenciar o desenvolvimento da doença dos pólipos.

-História pregressa: Os antecedentes pessoais e familiares do doente em matéria de asma, alergia e PNS são pormenorizados.

-História da doença: define o início dos sintomas, a sua cronologia e os tratamentos médicos e cirúrgicos anteriores.

- Idade e sexo: Na maioria dos casos, é uma patologia que se instala a partir dos 40 anos, mais frequentemente em doentes do sexo masculino, e é rara em crianças.

Sintomatologia funcional: o motivo da consulta é, na maioria das vezes, uma constipação persistente, com períodos de alívio cada vez menos frequentes; o doente descreve-se como tendo uma constipação crónica. A sintomatologia funcional: o motivo da consulta é frequentemente um resfriado persistente, com períodos de alívio cada vez mais raros; o doente descreve-se como tendo um resfriado crónico.

Anosmia - A: As perturbações olfactivas, que podem estar ausentes no início, vão desde a simples hiposmia à anosmia. Constituem a principal queixa dos doentes.

Dor facial - D: É excecional, exceto em caso de crises agudas de sinusite ou de complicações cirúrgicas (estenose do canal nasofrontal, mucocele).

São de projeção nasal ou sinusal e são, na maioria das vezes, apenas do tipo gravitacional.

Tendem a localizar-se na maxila ou na região média da face.

Obstrução nasal - O: Pode estar ausente no início da doença, mas torna-se cada vez mais pronunciada à medida que a doença progride. É, então, tipicamente bilateral, permanente e aumenta na posição supina.

Rinorreia - R: Trata-se de um sintoma que varia em intensidade, mas que está mais frequentemente presente aquando do interrogatório. É evidente, exceto nas superinfecções episódicas, bilateral e frequentemente posterior.

Espirros - E: Trata-se de um sinal de hiper-reatividade da mucosa nasal e manifesta-se por espirros em rajadas.

8.2 Exame físico :

8.2.1 Inspeção:

O exame deve começar sempre com uma inspeção meticulosa da pirâmide nasal e das áreas dos seios nasais, para procurar deformidades sugestivas de polipose deformante de Woakes, pólipos salientes através dos orifícios das narinas ou cicatrizes cirúrgicas que possam indicar um diagnóstico diferencial.

8.2.2 Palpação:

Envolve a pirâmide nasal e as zonas dos seios paranasais e pode provocar dor, o que geralmente indica uma complicação infecciosa.

8.2.3 Rinoscopia anterior :

Trata-se de um exame da parte anterior da cavidade nasal com um espéculo nasal. Revela a presença de pólipos em ambas as fossas nasais, que são geralmente bilaterais, mas podem predominar num dos lados.

Os pólipos apresentam-se classicamente como uvas translúcidas, amarelo-rosadas, por vezes com uma vascularização fina na sua superfície. O muco apresenta-se fibroso e espesso, tendo perdido as suas caraterísticas reológicas.

8.2.4   Rinoscopia posterior:

Trata-se do exame do espelho laríngeo do cavum e das coanas. Está a ser cada vez mais abandonado em favor do exame com ótica flexível ou rígida.

8.2.5   Exame endoscópico :

A endoscopia nasal é efectuada com um fibroscópio flexível ou, melhor ainda, com um endoscópio rígido com um ângulo de 0° ou 30°, consoante os hábitos do médico, o que permite uma melhor qualidade de imagem e liberta uma mão para a palpação ou recolha de amostras.

O exame deve ser meticuloso, sem preparação ou após retração da mucosa nasal.

Deve reunir informações que incluam a avaliação de todas as estruturas anatómicas e regiões de cada cavidade nasal para procurar anomalias constitucionais ou adquiridas em operações anteriores, a confirmação de que a polipose é bilateral, uma vez que a polipose unilateral requer biópsias para excluir qualquer desenvolvimento tumoral, e a avaliação da sua extensão, que é facilitada pela utilização de diferentes classificações de acordo com a posição dos pólipos em relação às estruturas do meato médio.

- **Classificação tridimensional** : [155]

Fornece informações sobre a localização dos pólipos nos três planos do espaço.

- Os pólipos são classificados horizontalmente:

H0: ausência de pólipo.

H1: pólipo limitado ao meato médio.

H2: pólipo que se estende para além do meato médio sem atingir o septo nasal.

HT: pólipo que se estende para além do meato médio e atinge o septo nasal.

-Os pólipos são classificados verticalmente:

V0: sem pólipo.

V1: pólipo apenas no meato médio.

VI: pólipo que se estende pelo meato médio, ultrapassando o bordo superior do corneto inferior.

VS: pólipo que se estende acima do meato médio, entre o septo e o corneto médio.

VT: pólipo que ocupa todo o plano vertical da cavidade nasal.

Os pólipos são classificados no sentido antero-posterior:

P0: sem pólipo.

P1: pólipos apenas no meato médio.

PA: pólipos que se estendem anteriormente ao meato médio, tocando a cabeça do corneto inferior.

PP: pólipos que se estendem atrás do meato médio, tocando a cauda do corneto inferior.

PT: pólipos que ocupam todo o plano anteroposterior da cavidade nasal.

- **A classificação de Rouvier** : [156]

- estádio 0: mucosa normal.
- Fase 1: edema ou pólipo minúsculo.
- estádio 2: polipose que não se estende para além do bordo inferior do corneto médio.
- Fase 3: polipose que afecta a parte posterior do corneto inferior.
- estádio 4: polipose obstrutiva ou quase obstrutiva.

- **A classificação da Sociedade Francesa de Otorrinolaringologia** : [140]

Esta é a mais comum e a mais fácil de utilizar na prática, e utilizamos esta classificação com todos os nossos doentes.

- estádio 1: pólipos localizados no meato médio.
- estádio 2: pólipos desenvolvidos na cavidade nasal, mas que não ultrapassam o limite superior do corneto inferior.
- fase 3: os pólipos atingem o pavimento das fossas nasais.

Outras classificações baseadas na esquematização dos pólipos têm sido propostas, como relatado por Johansson, que avaliou cinco métodos de estadiamento de pólipos e demonstrou que a avaliação por imagem lateral, a patência da cavidade nasal e o método de Lildholdt apresentaram resultados quase idênticos por vários examinadores, e a obstrução nasal não foi um bom indicador do tamanho do pólipo. Em outro trabalho, o autor também constatou que a reprodução diagramática dos pólipos é o método que permite a deteção de alterações no tamanho dos pólipos após o uso de corticosteróides tópicos. [157]

8.2.6   O resto do exame otorrinolaringológico e geral:

O objetivo é avaliar o impacto desta patologia da polipose e procurar outras doenças associadas que possam agravar a progressão da polipose ou limitar o seu tratamento médico ou cirúrgico.

8.2.7   Testes de qualidade de vida :

Através de questionários de qualidade de vida, podemos avaliar o grau de desconforto sentido pelo paciente, o que dá uma ideia precisa da qualidade de vida ligada à PNS, mesmo antes de considerar qualquer tratamento médico ou cirúrgico.

8.3   Testes adicionais:

8.3.1   Avaliação pneumo-alergológica : [9,11,158-160]

Nesta fase, é indispensável um inventário pneumo-alergológico para avaliar a presença de asma manifesta, detetar a hiper-responsividade brônquica latente e procurar condições atópicas.

Dependendo da opinião do especialista, são efectuados fadiatop, testes cutâneos de hipersensibilidade de tipo I e um EFR com um teste de metacolina.

Qualquer história de intolerância à aspirina, aos AINE, aos conservantes ou aos corantes alimentares leva-nos a suspeitar que o doente é intolerante.

-Testes cutâneos: A reatividade cutânea aos alergénios em doentes atópicos é um excelente reflexo da sua reatividade nasal. Embora qualquer resposta positiva aos testes cutâneos não implique necessariamente a existência de uma alergia, estes testes são muito precisos e fiáveis se forem realizados de forma normalizada.

-Contagem de eosinófilos: níveis muito elevados, superiores a 1500/dl, apontam para uma etiologia específica, por vezes alérgica, mas também não alérgica, como no caso das parasitoses.

-Níveis de IgE total: Embora os níveis de IgE total sejam normalmente elevados, os níveis normais ou mesmo baixos não excluem a atopia. A sua medição já não tem grande valor no diagnóstico de uma alergia.

Testes de rastreio multialergénios: São testes séricos, como o Phadiatop, que detectam anticorpos IgE específicos no soro do doente, dirigidos contra os pneumalergénios mais comuns. Estes testes são qualitativos e não quantitativos, com uma resposta positiva ou negativa, mas a sua especificidade e sensibilidade são superiores a 80-90%.

Determinação da IgE sérica específica: Trata-se de um complemento valioso, mas não deve ser efectuado como primeira linha de defesa ou como uma questão de rotina. São úteis quando existe uma discrepância entre os dados clínicos sobre o alergénio suspeito e os resultados dos testes cutâneos, ou quando estes últimos não podem ser realizados. Estes testes têm a vantagem de não apresentarem riscos para o doente, de não terem falsos positivos e de não serem influenciados pela ingestão de medicamentos, mas são dispendiosos e demoram algum tempo a obter resultados.

Teste de provocação oral à aspirina: na prática, qualquer história de intolerância à aspirina, aos AINE ou a um conservante ou corante alimentar faz-nos suspeitar e considerar o doente como intolerante e torna perigosa a realização destes testes.

-Testes de provocação nasal: Não são utilizados habitualmente e estão reservados para situações muito específicas.

-Outros testes biológicos: como a análise dos marcadores de ativação dos basófilos (CD63) ou dos eosinófilos, atualmente em fase de validação, e a análise das secreções nasais ou da expetoração com hiper eosinofilia, que não é específica da patologia alérgica.

Se estiver planeada uma intervenção cirúrgica, pode ser solicitado um exame pré-operatório que inclua uma contagem sanguínea, um exame renal e uma caraterização do grupo sanguíneo do doente.

-Exame funcional respiratório (EFR): Revela uma obstrução brônquica reversível com beta-2 miméticos, caraterística da asma. O seu objetivo é detetar uma síndrome obstrutiva ou uma hiperresponsividade brônquica no contexto da PNS.

8.3.2 Exame radiológico e imagiológico :
[9,10,15,140,158]

8.3.2.1 Radiografias normais dos seios nasais :

Tradicionalmente, são efectuadas três vistas: uma vista de face alta (placa testa-nariz), uma vista de Blondeau (placa nariz-queixo) e uma vista de Hirtz (doente em decúbito dorsal, vértice contra a mesa, plano de Virchow paralelo à mesa). Na realidade, são de utilidade limitada, uma vez que não estudam bem a região etmoidal, esfenoidal e ostiomental, são insuficientes para destacar complicações e não fornecem ao cirurgião uma precisão anatómica completa.

Os exames de TAC devem ser evitados devido à sua baixa eficácia diagnóstica, à elevada exposição à radiação e ao seu elevado custo.

8.3.2.2 Tomografia computorizada (TC) : [161-165]

A avaliação morfológica é dominada pela tomografia computorizada (TC), que é atualmente o gold standard para a exploração das cavidades nasossinusais, realizada em modo de alta resolução com aquisições em espiral e reconstruções axiais, coronais e sagitais sem injeção de meio de contraste, em janelas ósseas.

Considerada a indicação de escolha para SNPs pelas seguintes razões:

- Determina a extensão da polipose e a resposta ao tratamento médico;

- explora os casos de polipose atípica, permitindo efetuar um diagnóstico diferencial;

- evidencia a existência de anomalias anatómicas nasossinusais;

- procura complicações pré ou pós-operatórias;

- orienta o procedimento cirúrgico a efetuar;

- avalia a recorrência pós-operatória;

- é considerado como tendo valor forense [166].

Existem numerosas classificações na literatura anglo-saxónica, incluindo as de **Lund e** Mackay [167] A classificação de Lund e Mackay [167] é reconhecida internacionalmente e permite atribuir uma pontuação de TC ao doente, o que facilita o acompanhamento e a avaliação de recorrências:

- Análise senoidal :

- Pontuação 0: seio saudável.
- Pontuação 1: opacidade parcial.
- Pontuação 2: opacidade total.

- Análise do meato médio :

- Pontuação 0: complexo óstio-meatal permeável.
- Pontuação 2: complexo óstio-meatal disperso.

Cada seio à direita e à esquerda é classificado: maxilar, etmoidal anterior, etmoidal posterior, frontal, esfenoidal; e o complexo óstio-meatal à direita e à esquerda. A soma de todas as classificações é de 0 a 24. [167167-170][

É de salientar que a opacidade dos seios nasais não é sinónimo de pólipos, mas pode indicar uma simples retenção.

Podem ser encontradas variações anatómicas, sendo as principais :

- Deiscência espontânea da lâmina papirácea: Sempre unilateral, estas deiscências caracterizam-se por uma verdadeira herniação do conteúdo orbitário para a cavidade etmoidal. Regra geral, estão confinadas ao etmoide anterior e ocorrem em menos de 1% dos casos. Estas anomalias podem ser confundidas com o diagnóstico de sinusite etmoidal e são ainda mais difíceis de reconhecer quando associadas a doença sinusal crónica. [171]

- **Diferenças de altura entre os dois tectos das massas laterais do etmoide:** Esta variação ocorre em 10% dos casos. O teto etmoidal direito é oito vezes em cada dez mais baixo que o esquerdo, com uma diferença de até 7 mm. É interessante comparar estes achados com o facto de as complicações cirúrgicas descritas por vários autores aparecerem com uma diferença significativa mais frequentemente no lado direito do que no esquerdo. Embora esses autores tenham incriminado o desconforto sentido por um cirurgião destro operando do lado direito, a diferença de altura dos tetos etmoidais, com o teto direito mais baixo que o esquerdo, tornando-o vulnerável durante o ato cirúrgico, continua sendo uma hipótese atraente. [172]

Foi desenvolvida uma classificação para ajudar a prever os riscos cirúrgicos associados a esta diferença de altura. Keros em 1962 definiu três categorias na sua classificação (**Figura 30**) [173,174] :

-tipo **I** (1-3 mm, 26,3% da população),
-tipo **II** (4-7mm 73,3% da população),
-tipo **III** (8-16mm 0,5% da população).

- **Procidências intra-esfenoidais da artéria carótida interna:** A sua incidência varia entre 12 e 25% dos seios esfenoidais examinados. É de salientar que em 10% dos casos, a artéria carótida interna sobressai em mais de metade da sua circunferência. Este facto torna-a particularmente vulnerável a lesões cirúrgicas. Foi demonstrada a existência de uma fina camada protetora de osso, com mais de 1 mm de espessura, em torno da artéria carótida interna, o que torna rara a sua lesão por mãos delicadas. [175175-177][

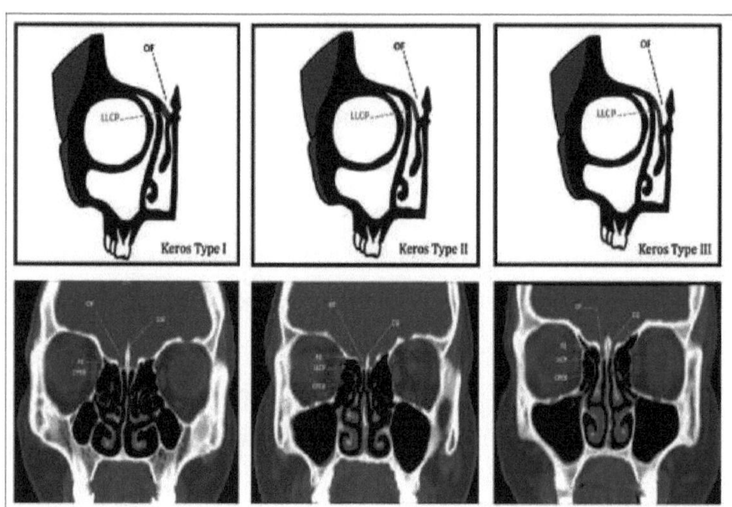

Figura 30*Representação esquemática e secções coronais de TC mostrando os três tipos de classificação de Keros.* [178]

(CG: Crista galli, OF: Fossa olfactiva, FE: Fovea ethmoidalis, LLCP: Lâmina lateral do teto do etmoide, CPEB: Lâmina crivada do etmoide).

- Protrusão do nervo ótico no seio esfenoidal: Em 8% dos casos, o nervo ótico projecta-se na cavidade esfenoidal numa área de pelo menos metade da sua circunferência. Geralmente unilateral, mas por vezes esta procidência pode ser bilateral e estar associada a deiscência de ambas as carótidas internas. [178]

8.3.2.3 Imagem por ressonância magnética (MRI) : [166,179]]

Não tem valor diagnóstico, a não ser como diagnóstico diferencial em caso de apresentação atípica ou suspeita na TC, sendo também útil na avaliação de complicações.

Referências :

[9] Peynegre, Freche, Fontanel, *polipose naso-sinusal.* Société Française d'Oto-rhino-laryngologie et de Chirurgie de la Face et du Cou, 2000.

[10] T. M. Önerci e B. J. Ferguson, eds, *Nasal Polyposis: Pathogenesis, Medical and Surgical Treatment.* Berlim Heidelberg: Springer-Verlag, 2010.

[11] Mahassine EL HARRAS, "polipose nasossinusal: o papel da cirurgia endonasal", Universidade CADI AYYAD, Marraquexe, 2011.

[15] SOULTANA RABIE, "polipose nasossinusal: experiência do serviço de otorrinolaringologia do Hospital Moulay Ismail de Meknes (a propósito de 60 casos)", Universidade Sidi Mohammed ben Abdellah, FES, 2015.

[29] R. Jankowski, *Du dysfonctionnement naso-sinusien chronique au dysfonctionnement ostio-meatal.* Paris: Société Française d'Oto-rhino-laryngologie et de Chrurgie de la Face et du Cou, 2006.

[131] R. Jankowski, C. Rumeau, P. Gallet, e D. T. Nguyen, "Nasal polyposis (or chronic olfactory rhinitis)", *Ann. Fr. Oto-Rhino-Laryngol. Pathol. Cervico-Faciale*, vol. °135, n 3, pp. 190-196, junho de 2018, doi: 10.1016/j.aforl.2017.09.014.

[140] P. Dessi e F. Facon, "Nasosinus polyposis in adults", *Encycl Méd Chir Oto-rhino-laryngologie*, p. 16, 2003.

[155] M. C. A. de Sousa, H. M. G. Becker, C. G. Becker, M. Moreira de Castro, N. J. Alves de Sousa, and R. E. dos S. Guimarães, "Reprodutibilidade do sistema de estadiamento endoscópico tridimensional para polipose nasal", *Braz. °J. Otorhinolaryngol*, vol. 75, n 6, pp. 814-820, Nov. 2009, doi: 10.1016/S1808-8694(15)30542-5.

[156] Rouvier P, Vandeventer G, El hkoury J, De Lanversion H., " Les résultats à long terme (sur 5 ans) de l'éthmoïdectomie dans la polypose invalidante ", *J Fr ORL*, vol. °2, n 40, p. 102-105, 1991.

[157] L. Johansson, K. Holmberg, I. Melén, P. Stierna, and M. Bende, "Sensitivity of a new grading system for studying nasal polyps with the potential to detect early changes in polyp size after treatment with a topical corticosteroid (budesonide)", *Ata Otolaryngol. (Stockh.)*, vol. °122, n 1, p. 49-53, Jan. 2002.

[158] Freche Ch, Fantanel JP, *L'obstruction nasale*, Arnette Blackwell. Paris: Société Française d'Oto-rhino-laryngologie et de Chirurgie de la Face et du Cou, 1996.

[159] A. Didier, J. Percodani, Doussau S., e E. ° Serrano,   "Rhinite allergique : démarche diagnostique", *Rev fr Allergol*, n 7, p. 602-609, 1998.

[160] M. Raffard e H. Partouche, "Allergologie en pratique", *EMC - Traité Médecine AKOS*, vol. º3, n 1, p. 1-9, Jan. 2008, doi: 10.1016/S1634-6939(07)32304-1.

[161]S. Chaouir, A. Hanine, T. Amic, A. Abrouq, e M. B. Ameur, "Les polyposes naso-sinusiennes. Apport de la tomodensitométrie. A propos de 41 cas ", p. 5, 2001.

[162]D. F. Jiannetto and M. F. Pratt, "Correlation between preoperative computed tomography and operative findings in functional endoscopic sinus surgery", *The Laryngoscope*, vol. º105, n 9 Pt 1, p. 924-927, Sept. 1995, doi: 10.1288/00005537-199509000-00010.

[163]G. A. Lloyd, V. J. Lund, e G. K. Scadding, "CT dos seios paranasais e cirurgia endoscópica funcional: uma análise crítica de 100 pacientes sintomáticos", *J. Laryngol. Otol.* vol. º105, n 3, p. 181-185, março de 1991.

[164]F. Meloni, F. Stomeo, and C. Bozzo, "[TC coronal na indicação da cirurgia endoscópica do seio maxilar]", *Ata Otorhinolaryngol. Ital. Organo Uff. Della Soc. Ital. Otorinolaringol. E Chir. Cerv.-facc.* vol. º15, n 3, p. 214-218, junho de 1995.

[165]R. J. Witte, J. V. Heurter, D. F. Orton, e F. J. Hahn, "Limited axial CT of the paranasal sinuses in screening for sinusitis," *AJR Am. J. Roentgenol*, vol. º167, n 5, pp. 1313-1315, Nov. 1996, doi: 10.2214/ajr.167.5.8911203.

[166] M. Re, G. Magliulo, R. Romeo, F. M. Gioacchini, and E. Pasquini, "Risks and medico-legal aspects of endoscopic sinus surgery: a review", *Eur. Arch. Oto-Rhino-Laryngol. Off. J. Eur. Fed. Otolaryngol. Soc. EUFOS Affil. Ger. Oto-Rhino-Laryngol. - Head Neck Surg*, vol. º271, n 8, pp. 2103-2117, agosto de 2014, doi: 10.1007/s00405-013-2652-4.

[167]V. J. Lund e I. S. Mackay, "Staging in rhinosinusitus", *Rhinology*, vol. º31, n 4, p. 183-184, Dez. 1993.

[168] L. Boari e N. P. de Castro Júnior, "Diagnóstico de rinossinusite crônica em pacientes com fibrose cística: correlação entre anamnese, endoscopia nasal e tomografia computadorizada", *Rev. Bras. ºOtorrinolaringol*, vol. 71, n 6, pp. 705-710, dez. 2005, doi: 10.1590/S0034-72992005000600003.

[169]C. Hopkins, J. P. Browne, R. Slack, V. Lund, e P. Brown, "The Lund-Mackay staging system for chronic rhinosinusitis: how is it used and what does it predict?", *Otolaryngol.--Head Neck Surg. Off. J. Am. Acad. Otolaryngol.-Head Neck Surg*, vol. º137, n 4, p. 555-561, Oct. 2007, doi: 10.1016/j.otohns.2007.02.004.

[170]V. J. Lund e D. W. Kennedy, "Staging for rhinosinusitis", *Otolaryngol--Head Neck Surg. Off. J. Am. Acad. Otolaryngol.-Head Neck Surg.* vol. º117, n 3 Pt 2, p. S35-40, Sept. 1997, doi: 10.1016/S0194-59989770005-6.

[171] G. Moulin *et al*, "Dehiscence of the lamina papyracea of the ethmoid bone: CT findings", *Am. J. Neuroradiol*, vol. °15, n 1, p. 151-153, Jan. 1994.

[172] P. Dessi, G. Moulin, J. M. Triglia, M. Zanaret, e M. Cannoni, "Diferença na altura dos tectos etmoidais direito e esquerdo: um possível fator de risco para a cirurgia etmoidal. Estudo prospetivo de 150 tomografias computadorizadas", *J. Laryngol. Otol.* vol. °108, n 3, p. 261-262, março de 1994.

[173] A. Skorek, D. Tretiakow, T. Szmuda, e T. Przewozny, "Is the Keros classification alone enough to identify patients with the "dangerous ethmoid"? An anatomical study", *Ata Otolaryngol (Stockh.)*, vol. °137, n 2, pp. 196-201, fev. 2017, doi: 10.1080/00016489.2016.1225316.

[174] P. Gupta and R. P, "RADIOLOGICAL OBSERVATION OF ETHMOID ROOF ON BASIS OF KEROS CLASSIFICATION AND ITS APPLICATION IN ENDONASAL SURGERY", *Int. J. Anat. °Res.* vol. 5, n 3.2, pp. 4204-4207, agosto de 2017, doi: 10.16965/ijar.2017.284.

[175] P. Dessi, G. Moulin, J. M. Bartoli, e M. Cannoni, "[Prolapso intraesfenoidal da artéria carótida interna. Tomografia computorizada de 300 seios da face]", *Presse Medicale Paris Fr. 1983*, vol. °23, n 13, p. 616-617, abr. 1994.

[176] P. A. Hudgins, "Complications of endoscopic sinus surgery. The role of the radiologist in prevention", *Radiol. Clin. North Am.* vol. °31, n 1, p. 21-32, Jan. 1993.

[177] J. Kainz e H. Stammberger, "Áreas de Perigo da Rinobásia Posterior: Um Estudo Endoscópico e Anatómico-Cirúrgico", *Ata Otolaryngol. (Stockh.)*, vol. °112, n 5, p. 852-861, Jan. 1992, doi: 10.3109/00016489209137484.

[178] P. Dessi, G. Moulin, F. Castro, C. Chagnaud, e M. Cannoni, "Protrusão do nervo ótico no seio etmoidal e esfenoidal: estudo prospetivo de 150 estudos de TC", *Neuroradiology*, vol. °36, n 7, pp. 515-516, Out. 1994.

[179] C. Ide, J. P. Trigaux, e P. Eloy, "Chronic sinusitis: the role of imaging", *Ata Otorhinolaryngol. °Belg*, vol. 51, n 4, pp. 247-258, 1997.

Chapitre 9 :   Formulários clínicos

Devido às suas associações e mecanismos fisiopatológicos, a PNS é uma condição que pode ocorrer de forma isolada ou em síndromes.

Foram descritos vários tipos de SNP [140] :

- tipo I: polipose isolada ;

- tipo II: polipose associada à asma ;

- tipo III ou tríade de Widal: combinação de asma e intolerância à aspirina ;

- tipo IV ou não classificável: síndrome de Woakes, síndrome de Young, discinesia ciliar ou fibrose quística.

9.1   O formulário normalizado:

Trata-se de um caso previamente descrito de polipose bilateral em adultos jovens (ver aspeto clínico).

9.2   Formas nasais associadas :

9.2.1   Polipose nasal associada a opacidades sinusais:

As opacidades dos seios maxilares, frontais ou esfenoidais são muito comuns nas tomografias de polipose nasal e variam em termos de apresentação de um seio para outro e de um paciente para outro. Reflectem uma patologia associada dos seios paranasais. [131] :

-Uma opacidade sugestiva de um quisto seroso sinusal vulgar pode não ter qualquer impacto no tratamento da polipose;

-Uma opacidade sugestiva de hipertrofia da mucosa não interfere a priori com a produção de NO e merece um procedimento limitado para preservar a função do óstio;

-Uma opacidade sugestiva de secreções retidas pode levar a uma aspiração através do óstio natural para determinar a natureza das secreções:

seromucosas, purulentas ou, por vezes, de consistência firme e pegajosa, exigindo um procedimento endoscópico para evacuação e lavagem;

-Uma opacidade completa do seio não nos permite prever a sua natureza;

-A opacidade associada a uma infeção fúngica dos seios nasais pode levar a uma decisão de operar.

9.2.2 Polipose nasal associada a hamartoma da fenda olfactiva:

Os hamartomas adenomatóides epiteliais respiratórios (HERA) são proliferações glandulares raras e benignas da cavidade nasal e da nasofaringe, descritas pela primeira vez como uma entidade clínico-patológica específica por Wenig e Heffner em 1995 [153]. Nesta caraterização original, 70% dos HERAs tinham envolvimento isolado da cavidade nasal, sendo o septo posterior o local de origem mais comum. Além disso, a evidência imagiológica de expansão para a fenda olfactiva implica que esta é um local de origem potencial e não o septo nasal.

Macroscopicamente, os HERAs apresentavam-se como massas edematosas, amarelo-rosadas, com uma superfície brilhante semelhante à dos pólipos inflamatórios, mas geralmente mais escuras, com uma consistência endurecida e borrachosa.

Deve suspeitar-se de um hamartoma se a fenda olfactiva estiver opacificada e aumentada na TC. Nem todos os pólipos desenvolvidos na fenda olfactiva são hamartomas; apenas a histologia pode confirmar o diagnóstico, desde que os pólipos suspeitos sejam separados para análise anatomopatológica. 153,180-183][

9.2.3   Polipose nasal associada a um desvio do septo:

O desvio septal pode ser um fator de agravamento da obstrução nasal ou representar um obstáculo relativo às terapias locais; este desvio pode dificultar o acesso ao endoscópio durante a cirurgia da polipose nasal.

9.2.4   Polipose nasal associada a rinite alérgica:

Apenas as manifestações clínicas da rinite alérgica sazonal, que muitas vezes começam na adolescência, mesmo antes do desenvolvimento da polipose, e que se juntam sazonalmente aos sintomas perenes da polipose, podem ser facilmente diagnosticadas, pelo agravamento da sintomatologia clínica habitual. [67]

9.3   Formas respiratórias e sistémicas associadas:

9.3.1   Polipose nasal e asma:

Esta combinação de PNS e asma é clássica. É excecional nas crianças, e a idade média em que a polipose é diagnosticada num doente asmático situa-se entre os 30 e os 50 anos.

Em cerca de dois terços dos casos, a polipose é diagnosticada após o início da asma, muitas vezes tardiamente no decurso dos sintomas brônquicos. Esta observação pode ser explicada pelo facto de o doente negligenciar os sintomas nasais, que geralmente têm um início insidioso.

Embora a polipose não esteja incluída nas diretrizes internacionais para o tratamento da doença asmática, na prática diária é frequentemente considerada como um fator de desestabilização, e alguns autores salientam a melhoria da sintomatologia brônquica e a redução da exacerbação das crises após o tratamento da SFN. 9,184,185][

9.3.2   Polipose e intolerância à aspirina e aos AINEs:

As manifestações clínicas são cutâneas ou respiratórias e geralmente não ocorrem imediatamente, em média uma hora e meia após a ingestão.

A intolerância na forma respiratória exprime-se por sintomas como a obstrução nasal seguida de rinorreia, hiperemia conjuntival que dá o aspeto de olhos de coelho russo, precedida na maior parte das vezes de uma tosse exalatória ou mesmo de um ataque de asma, que pode conduzir a um ataque agudo grave ou mesmo fatal.

O angioedema é a expressão mais comum da forma cutânea, ao contrário da urticária aguda isolada, que é rara. [9,184]]

9.3.3   Tríade de Fernand Widal (ou Samter):

Combinação de polipose nasossinusal, asma intrínseca e intolerância à aspirina e AINEs [78]. Ocorre tanto em homens como em mulheres, geralmente na casa dos 50 anos, é rara na adolescência e excecional na infância.

A PNS caracteriza-se pela invalidade da obstrução nasal e da anosmia e pela importância relativa dos sinais de hiperreactividade nasal associados, como a rinorreia e a disestesia da mucosa pituitária. [140]

Os exames endoscópicos e de TAC não mostram qualquer diferença em relação a outros tipos de PNS [9].

Esta asma caracteriza-se pelo seu início tardio e pelo seu carácter não alérgico, sendo grave ou severa em cerca de 70% dos casos, em comparação com 30% dos casos ligeiros ou intermitentes. A lavagem broncoalveolar da mucosa brônquica revela uma eosinofilia franca. [9,186]

É frequente encontrar infecções respiratórias brônquicas ou otorrinolaringológicas recorrentes, que por vezes precedem o início da tríade. [187]

O diagnóstico da doença de Widal é efectuado no exame, com base nos sintomas clínicos e na intolerância à aspirina e aos AINE.

9.3.4   Tétrade:

Esta é a associação entre a tríade descrita acima e a otite crónica seromucosa. O aparecimento da otite seromucosa resulta provavelmente da propagação da patologia inflamatória a todas as cavidades formadas pela pneumatização e pode ser acompanhada por uma alteração generalizada da produção de NO. [188188-190][

9.4   Polipose nasal unilateral e assimétrica:

A polipose nasal unilateral com um etmoide contralateral saudável na TC é suspeita de ser um tumor mascarado por pólipos edematosos sentinela. Por outro lado, a polipose nasal unilateral, independentemente do seu estádio, com etmoide contralateral patológico na TAC pode ser uma polipose assimétrica.

Certas condições anatómicas predispõem a este tipo de polipose, como os desvios septais, a hipertrofia do corneto inferior e a concha bolhosa. [9,131]]

9.5   Polipose e sinusite fúngica:

Esta síndrome apresenta-se como uma forma particular de sinusite fúngica não invasiva e extra-mucosa em indivíduos jovens imunocompetentes de ambos os sexos. A asma é encontrada em 40 a 80% dos casos, a polipose nasal resistente a vários tratamentos médicos e cirúrgicos em 90 a 100% dos casos e a atopia em 40 a 80% dos casos. 88,89,191,192][

Radiologicamente, os exames de TC mostram mais frequentemente um envolvimento multissinusal, com a presença de opacidades heterogéneas com áreas de calcificação e, em 20% dos casos, erosões. [193,194]

Na ressonância magnética, apresenta um hipossinal central em T1 e T2, que aumenta na periferia. 195,196][

O exame micológico direto após coloração com Gomori Grocott revela filamentos miceliais e, em cultura em meio Sabouraud, identifica-se o fungo em questão, dominado pela família Dematiae. [197,198]

O exame macroscópico intra-operatório mostra secreções espessas, viscosas e esverdeadas com um aspeto de massa de vidraceiro. [199]

O exame anatomopatológico deste material confirma o diagnóstico ao demonstrar o aspeto clássico da mucina alérgica, que consiste em agregados de células polinucleares alteradas, cristais de Charcot-Leyden e filamentos miceliais alterados. [89]

Os critérios de diagnóstico foram propostos por Bent e Kuhn [86] :

- noção de hipersensibilidade de tipo I ;
- polipose nasossinusal ;
- critérios radiográficos ;
- muco rico em eosinófilos e elementos fúngicos sem invasão dos tecidos.

9.6 Polipose nasal em crianças e adultos jovens:

A polipose nasal é normalmente diagnosticada na idade adulta. Se ocorrer antes dos 18 anos de idade, deve procurar-se a fibrose quística, a síndrome de discinesia ciliar primária ou a imunodeficiência. Estas formas são a expressão nasal de uma doença do muco, no caso da fibrose quística, ou dos cílios, no caso da discinesia ciliar. As manifestações broncopulmonares associadas são de natureza infecciosa crónica.

9.6.1 PNS e fibrose cística:

A fibrose quística é uma doença hereditária autossómica recessiva que afecta as glândulas exócrinas, caracterizada por secreções espessas e viscosas em vários sistemas corporais, incluindo os seios nasais e as vias respiratórias superiores e inferiores. A sua incidência é elevada na população caucasiana, afectando 1/ 2.500 nados vivos nos Estados Unidos. [200]

Está implicada na maioria dos casos de polipose em crianças. Esta associação com a polipose foi demonstrada por Bodian e depois por Lurie em 1957. [140]

A incidência de SNP nesta condição varia de uma série para outra. Triglia [201] relatou uma incidência de polipose de 54,8% em uma avaliação de 135 pacientes com fibrose cística, o que representa 72% de todos os SNPs diagnosticados em crianças. O pico de incidência ocorre entre as idades de 4 e 12 anos [202].

A associação de polipose e fibrose quística na sua forma clássica com envolvimento pulmonar, insuficiência pancreática e cloreto de suor elevado encontra-se em 6 a 50% dos casos. [201,203].

A etiopatogenia da SFN na fibrose quística é ainda mal compreendida, sendo a genética um fator definitivo, enquanto a colonização por Pseudomonas e a alergia continuam por confirmar. [10]

Clinicamente, as manifestações funcionais da PNS não são específicas. Incluem obstrução nasal, rinorreia, espirros, anosmia e dor facial crónica. [204]

Ao exame, os pólipos têm um aspeto clássico; é a presença de secreções mucopurulentas esverdeadas devido à superinfeção com piocianinas que deve levantar a suspeita do diagnóstico de fibrose quística. [10]

A progressão da PNS é difícil de avaliar e a regressão espontânea é rara. A terapêutica antibiótica é utilizada para controlar os surtos infecciosos e para cobrir a corticoterapia associada. O controlo cirúrgico é, na maioria das vezes, necessário, quer através de polipectomia, quer através de um procedimento mais extenso que abra todos os seios nasais.

9.6.2   PNS e síndrome de discinesia ciliar primária:

A discinesia ciliar primária é uma patologia associada a uma anomalia na constituição dos cílios (ausência de braços de dineína); conduz a uma perturbação da depuração mucociliar. Em 50% dos casos, trata-se da síndrome de Kartagener, que associa situs inversus, bronquiectasia e rinossinusite crónica. É herdada de forma autossómica recessiva. O diagnóstico é feito após o estudo do batimento ciliar. [205]

A frequência da polipose na patologia ciliar não é bem conhecida, estimando-se que se situe entre 0 e 25% e até 68%. [205205-207][

Clinicamente, apresenta-se como infecções recorrentes ou crónicas das vias respiratórias, com início nos primeiros meses de vida e associadas a infertilidade na idade adulta. Em alguns casos, uma PNS de aparência clássica pode estar associada. [140]

O diagnóstico etiológico preciso pode ser feito através de microscopia de luz com contraste de fase e de microscopia eletrónica de uma amostra de células epiteliais recolhida por escovagem da mucosa nasal.

O tratamento terapêutico da PNS nestes doentes segue as mesmas regras que para a polipose primária.

9.6.3   Doença de Woakes:

A síndrome de Woakes foi descrita pela primeira vez em 1885, pelo Dr. E. Woakes num relatório de caso, como etmoidite necrosante com pólipos nasais e alargamento nasal [208].

Em 1923, a Sociedade Francesa de Laringologia definiu a síndrome com quatro caraterísticas [209] pólipos nasais bilaterais no meato médio, com início na infância, etmoidite, processo hipertrófico e deformante da pirâmide nasal e insucesso terapêutico com recidivas constantes e rápidas.

A etiopatogénese desta síndrome é ainda desconhecida. Vários autores têm discutido factores genéticos, uma origem infecciosa, principalmente sifilítica, ou mesmo agentes nocivos externos e alergias, que aceleram o crescimento dos pólipos. 210,211][

No entanto, em muitos casos, não foi possível encontrar qualquer agente ou alergia. Este facto confirma que esta síndrome é apenas uma entidade clínica. 212,213][

Trata-se de uma PNS particularmente resistente ao tratamento, quer médico quer cirúrgico, com múltiplas recidivas. A deformidade raramente requer rinoplastia.

9.6.4   PNS idiopática em crianças:

Se não houver investigação etiológica, o diagnóstico de polipose nasal idiopática em crianças pode ser aceite e pode ser proposto um tratamento semelhante ao dos adultos. [214[214-216]

9.7   PNS para indivíduos mais velhos:

Não difere do tipo de descrição nos jovens.

9.8   Rinite não alérgica causada por eosinófilos (NARES):

A NARES caracteriza-se por uma síndrome de hiperreactividade nasal, sem associação a qualquer fator alérgico, com eosinofilia constante das secreções nasais. [217] Os sintomas clínicos e ecográficos são os da polipose típica, mas sem visualização de pólipos na endoscopia. [218]

O diagnóstico de NARES é efectuado com base numa eosinofilia superior a 20% na citologia das secreções nasais. No caso de uma eosinofilia inferior a 20%, a presença de flutuações ou uma diminuição do olfato levantam a suspeita do diagnóstico de NARES. [219]

A gravidade do NARES reside no facto de poder evoluir para polipose nasal ou síndrome de Fernand Widal. [220]

À luz dos conceitos evo-devo, justificar-se-ia a transformação do termo NARES em NAORES (Non-allergic olfactory rhinitis with eosinophilia syndrome). [131]

Referências :

[9] Peynegre, Freche, Fontanel, *polipose naso-sinusal*. Société Française d'Oto-rhino-laryngologie et de Chirurgie de la Face et du Cou, 2000.

[10] T. M. Önerci e B. J. Ferguson, eds, *Nasal Polyposis: Pathogenesis, Medical and Surgical Treatment*. Berlim Heidelberg: Springer-Verlag, 2010.

[67] P. K. Keith *et al*, "Nasal polyps: effects of seasonal allergen exposure", *J. Allergy Clin. °Immunol*, vol. 93, n 3, pp. 567-574, março de 1994.

[86] J. P. Bent e F. A. Kuhn, "Diagnosis of allergic fungal sinusitis", *Otolaryngol--Head Neck Surg. Off. J. Am. Acad. Otolaryngol.-Head Neck Surg*, vol. °111, n 5, p. 580-588, Nov. 1994, doi: 10.1177/019459989411100508.

[88] J. P. Corey, "Allergic fungal sinusitis", *Otolaryngol. Clin. North Am.* vol. °25, n 1, pp. 225-230, Fev. 1992.

[89] S. C. Manning e M. Holman, "Further evidence for allergic pathophysiology in allergic fungal sinusitis", *The Laryngoscope*, vol. °108, no. 10, pp. 1485-1496, Out. 1998.

[131]R. Jankowski, C. Rumeau, P. Gallet, e D. T. Nguyen, "Nasal polyposis (or chronic olfactory rhinitis)", *Ann. Fr. Oto-Rhino-Laryngol. Pathol. Cervico-Faciale*, vol. °135, n 3, pp. 190-196, junho de 2018, doi: 10.1016/j.aforl.2017.09.014.

[140]P. Dessi e F. Facon, "Nasosinus polyposis in adults", *Encycl Méd Chir Oto-rhino-laryngologie*, p. 16, 2003.

[153]B. M. Wenig e D. K. Heffner, "Hamartomas adenomatóides epiteliais respiratórios do trato nasossinual e da nasofaringe: um estudo clinicopatológico de 31 casos," *Ann. Otol. Rhinol. Laryngol.* vol. °104, n 8, p. 639-645, agosto de 1995, doi: 10.1177/000348949510400809.

[180] L. N. al et, "O hamartoma adenomatóide respiratório deve ser suspeitado no aumento da tomografia computadorizada das fendas olfativas. - PubMed - NCBI." https://www.ncbi.nlm.nih.gov/pubmed/17216743 (acedido em 17 de junho de 2019).

[181]D. T. Nguyen, G. Gauchotte, F. Arous, J.-M. Vignaud, e R. Jankowski, "Respiratory epithelial adenomatoid hamartoma of the nose: an updated review", *Am. J. Rhinol. Allergy*, vol. °28, n 5, pp. 187-192, out. 2014, doi: 10.2500/ajra.2014.28.4085.

[182]C. Delbrouck, S. Fernandez Aguilar, G. Choufani, e S. Hassid, "Respiratory epithelial adenomatoid hamartoma associated with nasal polyposis," *Am. J. Otolaryngol*, vol. °25, n 4, pp. 282-284, julho de 2004, doi: 10.1016/j.amjoto.2004.02.005.

[183] Z. Cao, Z. Gu, J. Yang e M. Jin, "Hamartoma adenomatóide epitelial respiratório de fendas olfactivas bilaterais associado a polipose nasal: relato de três casos e revisão da literatura", *Auris. Nasus. Larynx*, vol. º37, n 3, p. 352-356, junho de 2010, doi: 10.1016/j.anl.2009.10.003.

[184] E. Masson, "Nasosinus polyposis in adults", *EM-Consulte*. https://www.em-consulte.com/article/19331/polypose-nasosinusienne-chez-l-adulte (acedido em 07 de junho de 2019).

[185] M. M. Glovsky, "Upper airways involvement in bronchial asthma", *Curr. Opin. Pulm. Med.* vol. º4, n 1, pp. 54-58, Jan. 1998.

[186] K. Morwood, D. Gillis, W. Smith e F. Kette, "Aspirin-sensitive asthma", *Intern. Med. J.*, vol. º35, n 4, pp. 240-246, Abr. 2005, doi: 10.1111/j.1445-5994.2004.00801.x.

[187] R. G. Slavin, "Nasal polyps and sinusitis", *JAMA*, vol. º278, n 22, p. 1849-1854, Dez. 1997.

[188] C. Parietti-Winkler, C. Baumann, P. Gallet, G. Gauchard, e R. Jankowski, "Otite média com efusão como marcador do processo inflamatório associado à polipose nasal", *Rhinology*, vol. 47, n 4, p . 396-399, Dez. 2009 , doi 10.4193/Rhin08.220. º47, n 4, p. 396-399, Dez. 2009, doi: 10.4193/Rhin08.220.

[189] C. Parietti-Winkler and R. Jankowski, "Is there an association between otitis media and nasal polyposis? *Allergy Asthma Rep*, vol. º11, n 6, pp. 521-525, Dez. 2011, doi: 10.1007/s11882-011-0229-0.

[190] M. Daval *et al*, "Chronic otitis media with effusion in chronic sinusitis with polyps", *Ear. Nose. ºThroat J.*, vol. 97, n 8, pp. E13-E18, agosto de 2018, doi: 10.1177/0145561318097008803.

[191] B. F. Marple, "Allergic fungal rhinosinusitis: current theories and management strategies", *The Laryngoscope*, vol. º111, n 6, pp. 1006-1019, junho de 2001, doi: 10.1097/00005537-200106000-00015.

[192] J. Percodani *et al*, "Existe sinusite fúngica alérgica? Resultados preliminares de um estudo prospetivo", *Ann. Oto-Laryngol. Chir. Cervico Faciale Bull. Soc. Oto-Laryngol. Hopitaux Paris*, vol. º116, n 2, p. 78-84, maio 1999.

[193] B. Nussenbaum, B. F. Marple, e N. D. Schwade, "Characteristics of bony erosion in allergic fungal rhinosinusitis," *Otolaryngol.--Head Neck Surg. Off. J. Am. Acad. Otolaryngol.-Head Neck Surg*, vol. º124, n 2, p. 150-154, Feb. 2001, doi: 10.1067/mhn.2001.112573.

[194] H. Stammberger, R. Jakse, e F. Beaufort, "Aspergillosis of the paranasal sinuses x-ray diagnosis, histopathology, and clinical aspects," *Ann. Otol. Rhinol. ºLaryngol*, vol. 93, n 3 Pt 1, p. 251-256, junho de 1984, doi: 10.1177/000348948409300313.

[195] S. C. Manning, M. Merkel, K. Kriesel, F. Vuitch, e B. Marple, "Computed tomography and magnetic resonance diagnosis of

allergic fungal sinusitis," *The Laryngoscope*, vol. °107, n 2, pp. 170-176, fev. 1997.

[196] M. Mossa-Basha, A. T. Ilica, F. Maluf, Ö. Karakoç, I. Izbudak, e N. Aygün, "The many faces of fungal disease of the paranasal sinuses: CT and MRI findings", *Diagn. Interv. Radiol. Ank. Turk*, vol. °19, n 3, pp. 195-200, junho de 2013, doi: 10.5152/dir.2012.003.

[197] S. C. Manning, S. D. Schaefer, L. G. Close, e F. Vuitch, "Culture-positive allergic fungal sinusitis," *Arch. Otolaryngol. Head Neck Surg*, vol. °117, n 2, pp. 174-178, fev. 1991.

[198] R. C. Michael, J. S. Michael, R. H. Ashbee, e M. S. Mathews, "Mycological profile of fungal sinusitis: An audit of specimens over a 7-year period in a tertiary care hospital in Tamil Nadu", *Indian J. Pathol. °Microbiol*, vol. 51, n 4, p. 493-496, Dez. 2008.

[199] " Gestão abrangente da sinusite fúngica alérgica. - PubMed - NCBI". https://www.ncbi.nlm.nih.gov/pubmed/9740919 (acessado em 26 de junho de 2019).

[200] " Mortalidade e sobrevivência da fibrose cística no Reino Unido: 1947-2003. - PubMed - NCBI. https://www.ncbi.nlm.nih.gov/pubmed/17182652 (acedido em 29 de junho de 2019).

[201] " Polipose Nasal e Sinusal em Crianças - Triglia - 1997 - O Laringoscópio - Biblioteca Online Wiley". https://onlinelibrary.wiley.com/doi/abs/10.1097/00005537-199707000-00025 (acessado em 29 de junho de 2019).

[202] " Polipectomia nasal e cirurgia sinusal para fibrose cística - uma revisão de 10 anos. - PubMed - NCBI." https://www.ncbi.nlm.nih.gov/pubmed/?term=affe+BF%2C+Strom e+M%2C+Khaw+KT%2C+Shwachman+H.+Nasal+polypectomy+ and+sinus+surgery+for+cystic+fibrosis-a-10+year+review.+Otolaryngol+Clin+North+Am+1977+%3B+10+ %3A+81-90 (acedido em 30 de junho de 2019).

[203] " Cirurgia endoscópica dos seios paranasais no tratamento da fibrose cística com polipose nasal. - PubMed - NCBI. https://www.ncbi.nlm.nih.gov/pubmed/8948619 (acedido em 29 de junho de 2019).

[204] " Definição e descrição da obstrução das vias respiratórias em crianças. - PubMed - NCBI." https://www.ncbi.nlm.nih.gov/pubmed/?term=Kerrebijn+KF.+Defi ning+and+describing+airways+obstruction+in+children.+Eur+Res pir+J+1990+%3B+3+%3A+1083-1084 (acedido em 29 de junho de 2019).

[205] M. Rollin, K. Seymour, M. Hariri, and J. Harcourt, "Rhinosinusitis, symptomatology & absence of polyposis in children with primary

ciliary dyskinesia", *Rhinology*, vol. º47, n 1, p. 75-78, março de 2009.

[206] J. J. Braun, L. Donato, A. Clavert, C. Cranz, L. Hoffmann, e A. Gentine, "Primary ciliary dyskinesia: Clinical study and diagnosis", *Ann. Otolaryngol. Chir. Cervico-Faciale*, vol. º122, n 2, pp. 63-68, Abr. 2005, doi: 10.1016/S0003-438X(05)82326-6.

[207] C. Werner *et al*, "An international registry for primary ciliary dyskinesia", *Eur. Respir. J.*, vol. º47, n 3, pp. 849-859, março de 2016, doi: 10.1183/13993003.00776-2015.

º[208] Woakes E., "Necrotising ethmoiditis and mucous polyps", *Lancet*, n 61, 1885.

º[209] Canuyt M, Terracol J., "La polypose nasal récidivante et déformante des jeunes", *Rev Laryng Otol*, n 45, p. 7-10, 1924.

º[210] Busca GP, "The Woakes' syndrome: Ethiopathogenetic and clinical considerations with personal case report", *Minerva Otorinolaringol*, n 16, p. 201-5, 1966.

[211] U. Schoenenberger e A.-J. Tasman, "Síndrome de Woakes de início na idade adulta: relato de um caso raro", *Case Rep. Otolaryngol.* vol. 2015, pp. 1-4, Abr. 2015, doi: 10.1155/2015/857675.

[212] " Woakes' syndrome and albinism - PDF Free Download," *kundoc.com.* https://kundoc.com/pdf-woakes-syndrome-and-albinism-.html (acedido em 01 de julho de 2019).

[213] B. Kellerhals e B. de Uthemann, "Woakes' syndrome: The problems of infantile nasal polyps", *Int. J. Pediatr. Otorhinolaryngol*, vol. º1, n 1, pp. 79-85, julho de 1979, doi: 10.1016/0165-5876(79)90031-4.

[214] R. Pialoux, L. Coffinet, J. Derelle, e R. Jankowski, "La polypose naso-sinusienne idiopathique de l'enfant existe-t-elle?", *Arch. ºPédiatrie*, vol. 6, n 4, p. 391-397, Abr. 1999, doi: 10.1016/S0929-693X(99)80220-6.

[215] N. Leboulanger, "Obstrução nasal em crianças", *Eur. Ann. Otorhinolaryngol. Head Neck Dis.* vol. º133, n 3, pp. 183-186, junho de 2016, doi: 10.1016/j.anorl.2015.09.011.

º[216] Triglia J, Bellus J., "La polypose naso-sinusienne de l'enfant: diagnostic et pro-blèmes thérapeutiques", *Ann Pediatr*, n 39, p. 473-7, 1992.

[217] G. Kanny *et al*, "La rhinite non allergique à éosinophiles ou NARES Aspects cliniques et immunohistologiques", *Rev. Fr. D39Allergologie D39Immunologie Clin*, vol. º38, n 7, p. 624-633.

[218] D. A. Moneret-Vautrin, R. Jankowski, e M. Wayoff, "[Aspectos clínicos e patogénicos da NARES (rinite não alérgica com síndrome eosinofílica)]", *Rev. Laryngol. - Otol. - Rhinol*, vol. º112, n 1, p. 41-44, 1991.

[219] R. Collado-Chagoya *et al*, "Non-allergic rhinitis with eosinophilic syndrome: case report", *Rev. Alerg. Mex. ºTecamachalco Puebla*

Mex. 1993, vol. 65, n 3, pp. 310-315, set. 2018, doi: 10.29262/ram.v65i3.336.

°[220]Moneret-Vautrin D, Jankowski R, Bene M, et al, "NARES: a model of inflammation caused by activated eosinophils?", *Rhinology*, n 30, p. 161-8, 1992.

Chapitre 10 : Diagnóstico diferencial

Na sua forma avançada, bilateral, o diagnóstico diferencial de PNS não se coloca. Os sinais clínicos, o exame endoscópico e a TAC são suficientes para fazer o diagnóstico de polipose; é na forma unilateral ou assimétrica que outros diagnósticos devem ser excluídos. [140]

10.1   Sinusite crónica edemato-purulenta bilateral:

A distinção entre polipose nasal bilateral e sinusite edemato-purulenta requer a presença dos seguintes argumentos [131] :

- lesões edematosas principalmente no meato médio e, excecionalmente, nas fendas olfactivas, misturadas com secreções purulentas no meato médio ou dando a aparência de secreções sujas dispersas nas cavidades nasais;

- O tratamento antibiótico dirigido não impede a rápida reprodução e obstrução das cavidades nasais por secreções patológicas, mas é capaz de limpar a polipose superinfectada e restaurar a sua apresentação endoscópica típica;

- A TAC revela sempre opacidades francas dos seios maxilares ou frontais, associadas a opacidades etmoidais por vezes limitadas ao etmoide anterior.

O quadro clínico pode ser refinado através da pesquisa de infecções dentárias, imunodeficiência, bronquiectasia ou bronquite crónica.

10.2   Doença de Churg-Strauss:

Também conhecida como granulomatose eosinofílica com poliangiite (EGPA), trata-se de uma vasculite sistémica necrosante dos pequenos e médios vasos, caracterizada por asma e eosinofilia sanguínea. Pode apresentar-se como uma polipose infetada ou sinusite edemato-purulenta bilateral, mas está geralmente associada a asma, alteração do estado geral de saúde, síndrome febril ou outras localizações (pulmão, coração, próstata, pele, etc.). [221,222]

10.3   Pólipo antrocoanal bilateral:

O típico pólipo antrocoanal unilateral com um componente cístico antral (maxilar) e um pólipo carnoso nasal ou coanal é a apresentação mais frequente dos pólipos sinuso-coanais (antro-, esfenoido- ou fronto-coanal).

Pode haver confusão com a polipose nasal quando esta se desenvolve bilateralmente, ou quando opacidades etmoidais contralaterais estão associadas a uma forma unilateral, caso em que a cirurgia pode geralmente retificar o diagnóstico através do esvaziamento das secreções de retenção etmoidal contralateral. A apresentação bilateral é extremamente rara, com apenas um punhado de casos relatados na literatura. [154,223,224]

10.4   Rinite respiratória crónica:

Nas formas de rinite alérgica que evoluem durante vários anos sem tratamento, a endoscopia nasal revela uma hipersecreção da mucosa, com uma hipertrofia importante dos cornetos inferiores associada a um edema do bordo livre dos cornetos médios, o que sugere uma polipose nasal. O diagnóstico pode então ser rectificado por TAC, que na rinite alérgica mostra um etmoide e seios paranasais sem opacidade patológica, enquanto as duas vias respiratórias aparecem consideravelmente estreitadas e por vezes virtuais. 225,131][

10.5   Papiloma invertido:

O papiloma invertido é um tumor epitelial benigno que progride lenta e raramente, afectando preferencialmente adultos na quinta década de vida. [226]

A sua etiologia ainda é pouco conhecida, mas foi relatado que está associada ao papilomavírus humano em quase 40% dos casos, levantando suspeitas sobre o seu papel na patogénese do papiloma invertido. O tratamento é efectuado por cirurgia endoscópica endonasal ou externa. [227,228]

A localização inicial é muito caraterística: parede lateral da cavidade nasal, cornetos e meato médio, por vezes septo nasal. Trata-se, portanto, de uma massa nasoetmoidomaxilar unilateral, com destruição óssea localizada.

A dúvida clínica e radiológica leva a uma biópsia com exame anatomopatológico de todo o material excisado. [15]

10.6   Epiteliomas do etmoide :

A origem mais frequente é profissional, em trabalhadores da madeira. Inicialmente, a doença é unilateral ou predominantemente unilateral. Depois, espalha-se para a órbita e para a parte anterior da base do crânio. [11]

Clinicamente, a combinação de uma história de exposição profissional e epistaxe sugere a necessidade de uma biopsia.

Radiologicamente, na TC, as lesões localizam-se num único sector etmoido-nasal. A RM é muito útil na diferenciação entre processos inflamatórios e neoplásicos. [15]

10.7   Pólipos angiomatosos e fibroma nasofaríngeo :

Os pólipos angiomatosos são simples espessamentos da mucosa da cavidade nasal, mas a sua vascularização pode ser bastante extensa, tornando-os hemorrágicos.

Na tomografia computadorizada, após a injeção do meio de contraste, o realce é de baixa densidade, como no caso do pólipo de Killian, e, portanto, não tem nada em comum com a aquisição maciça de contraste encontrada no fibroma nasofaríngeo, que também está centrado no forame esfeno-palatino. A peculiaridade da doença é o facto de ocorrer em adolescentes do sexo masculino, e a frequência e abundância de epistaxes apontam para este diagnóstico. O tratamento cirúrgico geralmente requer embolização nas 72 horas anteriores à cirurgia.

10.8   Esthesioneuroblastomas :

Trata-se de um tumor maligno raro que se desenvolve a partir das células neurosensoriais da mucosa olfactiva. O envolvimento ocular, que ocorre frequentemente no nariz, pode ser inaugural ou ocorrer durante o curso do envolvimento orbital secundário. [229,230]

A lesão é heterogénea, realça com contraste na TC e pode apresentar calcificações e lise da placa crivosa do etmoide. O diagnóstico é anatomopatológico e o tratamento geralmente envolve cirurgia seguida de radioterapia. 231,232][

Referências :

[11] Mahassine EL HARRAS, "polipose nasossinusal: o papel da cirurgia endonasal", Universidade CADI AYYAD, Marraquexe, 2011.

[15] SOULTANA RABIE, "polipose nasossinusal: experiência do serviço de otorrinolaringologia do Hospital Moulay Ismail de Meknes (a propósito de 60 casos)", Universidade Sidi Mohammed ben Abdellah, FES, 2015.

[131] R. Jankowski, C. Rumeau, P. Gallet, e D. T. Nguyen, "Nasal polyposis (or chronic olfactory rhinitis)", *Ann. Fr. Oto-Rhino-Laryngol. Pathol. Cervico-Faciale*, vol. °135, n 3, pp. 190-196, junho de 2018, doi: 10.1016/j.aforl.2017.09.014.

[140] P. Dessi e F. Facon, "Nasosinus polyposis in adults", *Encycl Méd Chir Oto-rhino-laryngologie*, p. 16, 2003.

[154] Y. F. Yilmaz, A. Titiz, M. Ozcan, M. S. Tezer, S. Ozlugedik, e A. Unal, "Bilateral antrochoanal polyps in an adult: a case report", *B-ENT*, vol. °3, n 2, p. 97-99, 2007.

[221] A. T. Masi *et al*, "The American College of Rheumatology 1990 criteria for the classification of Churg-Strauss syndrome (allergic granulomatosis and angiitis)", *Arthritis Rheum.* vol. °33, n 8, p. 1094-1100, agosto de 1990.

[222] Y. Nguyen e L. Guillevin, "Eosinophilic Granulomatosis with Polyangiitis (Churg-Strauss)", *Semin. Respir. Crit. Care Med*, vol. °39, n 4, pp. 471-481, 2018, doi: 10.1055/s-0038-1669454.

[223] P. Singhal and N. Gupta, "Bilateral Antrochoanal Polyp in an Adult: A Rarity", *Clin. Rhinol. Int. J.*, vol. 4, pp. 145-146, Sept. 2011, doi: 10.5005/jp-journals-10013-1095.

[224] O. Iziki, S. Rouadi, R. L. Abada, M. Roubal, and M. Mahtar, "Bilateral antrochoanal polyp: report of a new case and systematic review of the literature", *J. Surg. Case Rep.* vol. °2019, n 3, p. rjz074, março de 2019, doi: 10.1093/jscr/rjz074.

[225] R. Jankowski, D. T. Nguyen, A. Russel, B. Toussaint, P. Gallet, e C. Rumeau, "Chronic nasal dysfunction", *Ann. Fr. Oto-Rhino-Laryngol. Pathol. Cervico-Faciale*, vol. °135, n 1, pp. 43-51, fev. 2018, doi: 10.1016/j.aforl.2017.08.008.

[226] M. Chihani, K. Nadour, M. Touati, Y. Darouassi, H. Ammar, e B. Bouaity, "Inverted papilloma: retrospective study of 22 cases", *Pan Afr. Med. J.*, vol. 17, março de 2014, doi: 10.11604/pamj.2014.17.208.3936.

[227] Q. Lisan, O. Laccourreye, and P. Bonfils, "Inverted nasosinusal papilloma: from diagnosis to treatment", *Ann. Fr. Oto-Rhino-Laryngol. Pathol. Cervico-Faciale*, vol. °133, n 5, pp. 304-309, Nov. 2016, doi: 10.1016/j.aforl.2015.12.004.

[228] M. Ben Amor *et al*, "Nasosinus inverted papilloma: 43 cases", *Presse Médicale*, vol. °42, n 6, Parte 1, pp. e171-e176, junho de 2013, doi: 10.1016/j.lpm.2012.11.008.

[229] A. Lapierre, I. Selmaji, H. Samlali, T. Brahmi, e S. Yossi, "Esthesioneuroblastoma: estudo retrospetivo e revisão da literatura", *Cancer/Radiotherapy*, vol. °20, n 8, pp. 783-789, Dez. 2016, doi: 10.1016/j.canrad.2016.05.015.

[230] G. Klironomos *et al*, "Gestão endoscópica de Esthesioneuroblastoma: Nossa experiência e revisão da literatura", *J. Clin. Neurosci.* vol. 58, pp. 117-123, Dez. 2018, doi: 10.1016/j.jocn.2018.09.011.

[231] M. Kriet *et al*, "Esthesioneuroblastoma olfactory de révélation ophtalmologique", */data/revues/01815512/00250006/632/*, março de 2008, Acedido em: 12 de julho de 2019. [Online]. Disponível em: https://www.em-consulte.com/en/article/112429.

[232] B. Fiani *et al*, "Esthesioneuroblastoma: uma revisão abrangente do diagnóstico, gerenciamento e opções de tratamento atuais", *World Neurosurg.* vol. 126, pp. 194-211, junho de 2019, doi: 10.1016/j.wneu.2019.03.014.

Chapitre 11 : Evolução

11.1   Sem tratamento:

Se não for tratada, a PNS continuará a progredir e os pólipos nasais continuarão a aumentar de tamanho, até saírem pelas narinas na parte da frente ou pelas coanas para o cavum na parte de trás.

Pode observar-se deformação da copa nasal, com prejuízo estético e possibilidade de complicações loco-regionais, nomeadamente complicações orbitárias como exoftalmia, dacriocistite e até casos de mucoceles espontâneas por bloqueio da drenagem das cavidades sinusais, favorecidas por superinfecções frequentes.

Os sintomas, nomeadamente nasossinusais, agravam-se. A obstrução nasal e a anosmia tornam-se incómodas, com um impacto na qualidade de vida que se deteriora cada vez mais, levando a um efeito negativo na vida socioprofissional do doente.

11.2   Em tratamento :

Com um tratamento médico ou cirúrgico bem gerido e uma boa adesão por parte dos doentes, a polipose pode ser estabilizada e a qualidade de vida dos doentes melhorada, sobretudo após a cirurgia. Tal reflecte-se nas pontuações da qualidade de vida nos testes de avaliação da qualidade de vida, que são inferiores às pontuações pré-tratamento, tal como avaliado por várias publicações.

Apesar de um tratamento médico e cirúrgico bem administrado, as recidivas são por vezes inevitáveis e frequentes, necessitando de operações repetidas.

11.2.1   Eficácia sintomática global:

A análise global da eficácia do tratamento médico e cirúrgico em séries que analisam apenas doentes com PNS mostra uma melhoria em 37% a

99% dos casos, com uma média de 89%. A análise dos resultados mostra que quanto maior o tempo de seguimento, piores são os resultados. [29]

11.2.2 Eficaz em todos os sintomas:

11.2.2.1 Anosmia :

Os problemas do olfato nem sempre melhoram claramente após o tratamento cirúrgico, e alguns autores concluíram que a melhoria do olfato é melhor com a cirurgia radical do que com a cirurgia funcional. Mas, em geral, os bons resultados da cirurgia no olfato deterioram-se com o tempo. [233]

Todos os estudos referem uma melhoria do sentido do olfato no pós-operatório que varia entre 13 e 91%, com uma mediana de 31%. [234]

11.2.2.2 Obstrução nasal

A eficácia da cirurgia endonasal na melhoria da obstrução nasal foi comprovada por vários estudos, sendo este sintoma o que melhora de forma mais consistente e duradoura com o tratamento cirúrgico.

Todas as séries mostram uma melhoria de 29 a 100%, com uma média de 72%. [234]

11.2.2.3 Rinorreia :

Este sintoma melhora geralmente com um tratamento cirúrgico.

11.2.2.4 Dor facial :

Podem existir antes de qualquer intervenção cirúrgica, ou surgir no pós-operatório, mas a sua evolução é geralmente favorável ao longo do tempo.

11.2.2.5 Progressão da asma :

Vários autores confirmam a estabilização da asma após o tratamento da PNS, quer pela redução das crises, quer pela redução das doses terapêuticas e do uso de corticosteróides. [235,236]

11.2.2.6   Qualidade de vida :

Vários autores demonstraram uma melhoria na qualidade de vida dos doentes com polipose nasossinusal após tratamento médico e após cura cirúrgica. [237,238]

11.2.2.7   Reincidência :

As recidivas pós-operatórias da polipose nasossinusal são frequentes.

A revisão da literatura encontrou taxas variáveis de recorrência, esta variabilidade pode ser devida ao tempo de seguimento, na literatura a taxa de recorrência varia de 8% a 66% com uma mediana de 25% para Bonfils [140] Elkorbi 23 [239] Rombaux 40% [240].

A variabilidade das taxas de recorrência endoscópica pode ser explicada pela natureza da gestão pós-operatória e pela qualidade da adesão dos doentes ao tratamento.

A sua ocorrência é variável:

- As recidivas precoces, com menos de um ano, são observadas em doentes frágeis, como a asma ou a doença de Widal. O seu tratamento consiste frequentemente em tratamentos médicos, por vezes combinados com procedimentos locais, como a polipectomia sob anestesia local.

- Recidivas tardias: Estas são cada vez mais comuns e são tratadas através de uma nova cirurgia sob anestesia geral.

Referências :

[29] R. Jankowski, *Du dysfonctionnement naso-sinusien chronique au dysfonctionnement ostio-meatal.* Paris: Société Française d'Oto-rhino-laryngologie et de Chrurgie de la Face et du Cou, 2006.
[140]P. Dessi e F. Facon, "Nasosinus polyposis in adults", *Encycl Méd Chir Oto-rhino-laryngologie*, p. 16, 2003.
[233]R. Jankowski, D. Pigret, e F. Decroocq, "Comparison of functional results after ethmoidectomy and nasalization for diffuse and severe

nasal polyposis", *Ata Otolaryngol. (Stockh.)*, vol. °117, n 4, p. 601-608, julho de 1997, doi: 10.3109/00016489709113445.

[234] K. Dalziel, K. Stein, A. Round, R. Garside, e P. Royle, "Systematic review of endoscopic sinus surgery for nasal polyps," *Health Technol. Assess. Winch. °Engl*, vol. 7, n 17, p. iii, 1-159, 2003.

[235] " Effects of Sinus Surgery on Asthma in Aspirin Triad Patients: Ata Oto-Laryngologica: Vol 119, No 5." https://www.tandfonline.com/doi/abs/10.1080/0001648995018085 6?journalCode=ioto20 (acessado em 23 de setembro de 2019).

[236] T. A. Loehrl, R. M. Ferre, R. J. Toohill, e T. L. Smith, "Long-term asthma outcomes after endoscopic sinus surgery in aspirin triad patients," *Am. J. Otolaryngol*, vol. °27, n 3, pp. 154-160, junho de 2006, doi: 10.1016/j.amjoto.2005.09.001.

[237] F. Radenne *et al*, "Qualidade de vida na polipose nasal☆☆☆☆★", *J. Allergy Clin. Immunol*, vol. °104, n 1, pp. 79-84, julho de 1999, doi: 10.1016/S0091-6749(99)70117-X.

[238] " [Qualidade de vida antes e depois da cirurgia em pacientes com polipose nasal]. - ClinicalKey.html" .

[239] A. El korbi, N. Kolsi, B. Alaya, Z. Ben rhaiem, K. Harrathi, and J. Koubaa, "Nasosinusal polyposis: are there predictive factors for recurrence after surgical treatment?", *121st Congress 2014 October 11-13 Paris - Palais Congrès*, vol. °131, n 4, Suplemento, p. A155, outubro de 2014, doi: 10.1016/j.aforl.2014.07.359.

[240] P. Rombaux, C. de Toeuf, M. Hamoir, P. Eloy, e B. Bertrand, "La polypose naso-sinusienne", *Ann Otolaryngol Chir Cervicofac*, vol. 118, p. 8, 2001.

Conclusão:

A polipose nasossinusal é uma doença inflamatória complexa e incapacitante das cavidades nasossinusais, caracterizada pela sua tendência para recidivar, apesar de um tratamento médico e cirúrgico bem gerido. Esta patologia multifatorial, cuja causa é ainda mal conhecida, é uma doença benigna que não degenera, mas é progressiva e recorrente.

A polipose nasossinusal predomina em adultos jovens e faz parte de uma doença inflamatória crónica da mucosa respiratória, pelo que a asma, a intolerância à aspirina e a alergia respiratória devem ser sistematicamente investigadas. As formas pediátricas mais raras devem ser investigadas para detetar disfunção mucociliar ou fibrose quística. O diagnóstico desta doença beneficiou muito com o advento e o progresso da endoscopia e da tomografia computorizada. O tratamento é sempre médico, por vezes cirúrgico, dependendo do desconforto funcional e da qualidade de vida do doente, da apresentação clínica e paraclínica da própria patologia, da co-morbilidade e, sobretudo, do impacto sócio-profissional e dos desejos do doente.

Lista de abreviaturas

5-HPETE : Acide 5-HydroPeroxyEicosaTetraEnoïque.

ADN : Acide DésoxyriboNucléique

AINS : Anti-Inflammatoires Non Stéroïdiens.

CO2 : Dioxyde de carbone.

COX : Cyclo-oxygénase.

CRS : Chronic Rhino-Sinusitis : rhinosinusite chronique.

CSF : Colony Stimulating Factor.

EFR : Exploration Fonctionnelle Respiratoire.

EGPA : Eosinophilic Granulomatosis with PolyAngiitis.

EMCRS : Eosinophil Mycotic Chronic Rhino-Sinusitis.

EO : Eotaxin.

ESA : Entérotoxines de Staphylococcus Aureus.

EVA : Echelle Visuelle Analogique.

FDA : Food and Drug Administration.

FESS : Functional Endoscopic Sinus Surgery.

GM-CSF : Granulocyte-Macrophage Colony-Stimulating Factor.

HERA : Hamartomes Epithéliaux Respiratoires Adénomatoïdes.

HLA-DR : Complexe majeur d'histocompatibilité de type II.

ICAM-1 : Inter-Cellular Adhesion Molecule-1.

IFN : Interféron.

IL : Interleukine.

IRM : Imagerie par Résonance Magnétique.

KTP : Potassium-Titanyl-Phosphate.

LCR : Liquide Céphalo-Rachidien.

LCS : Liquide Cérébro-Spinal.

LT : Leucotriène.

MRV : Mixed Respiratory Vaccine.

NALT : Nasal Associated Lymphoid Tissue.

NAORES : Non-Allergic Olfactory Rhinitis with Eosinophilia Syndrome.

NARES : Non Allergic Rhinitis Eosinophil Syndrome.

NO : Oxyde Nitrique.

O2 : Oxygène.

OMS : Organisation Mondiale de la Santé.

PNN : Poly-Nucléaires Neutrophiles.

PNS : Polypose Naso-Sinusienne.

QdV : Qualité de Vie.

QoL : Quality of Life.

RANTES : Regulated on Activation Normal T cells Expressed and Secreted.

RhinoQoL : Rhinosinusitis Quality of Life Survey.

RSFA : Rhino>-Sinusite Fongique Allergique.

SCF : Stem Cell Factor.

SNOT-16-ARS : Sino-Nasal Outcome Test-16 modifié pour la rhinosinusite aigue.

SNOT-20 : Sino-Nasal Outcome Test-20.

SNOT-22 : Sino-Nasal Outcome Test-22.

Std Dev : Deviation standard.

TDM : Tomo-Densito-Métrie.

TGF : Transforming Growth Factor.

TGF-b1 : Transforming Growth Factor beta 1.

TH : T Helper.

TNF-a : Tumor Necrosis Factor alpha.

TSLP : Stroma thymique dérivé de cellules épithéliales lymphopoïétine.

UCTMR : Unité de Contrôle de la Tuberculose et des Maladies Respiratoires.

USA : United States of América.

VEMS : Volume Expiratoire Maximal par Seconde.

YAG : Ytrium-Aluminium-Garnet.

Índice

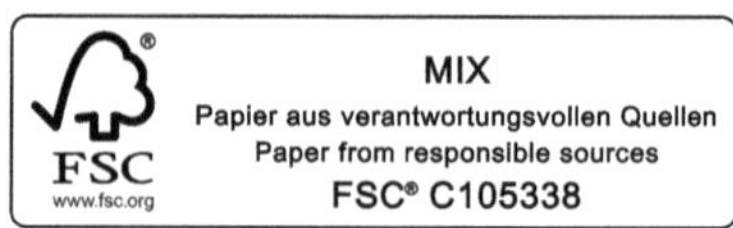

Printed by Books on Demand GmbH, Norderstedt / Germany